中国创伤救治培训
护理培训

主　审　张连阳　白祥军
主　编　程　晶　张　敏
副主编　陈水红　孙丽冰

人民卫生出版社
·北京·

图书在版编目（CIP）数据

中国创伤救治培训. 护理培训 / 程晶，张敏主编
. —北京：人民卫生出版社，2021.8（2023.8重印）
ISBN 978-7-117-31898-3

Ⅰ. ①中… Ⅱ. ①程… ②张… Ⅲ. ①创伤－护理－
教材 Ⅳ. ①R641②R473.6

中国版本图书馆 CIP 数据核字（2021）第 173436 号

| 人卫智网 | www.ipmph.com | 医学教育、学术、考试、健康，购书智慧智能综合服务平台 |
| 人卫官网 | www.pmph.com | 人卫官方资讯发布平台 |

中国创伤救治培训
护理培训
Zhongguo Chuangshang Jiuzhi Peixun
Huli Peixun

主　　编：程　晶　张　敏
出版发行：人民卫生出版社（中继线 010-59780011）
地　　址：北京市朝阳区潘家园南里 19 号
邮　　编：100021
E - mail：pmph @ pmph.com
购书热线：010-59787592　010-59787584　010-65264830
印　　刷：北京瑞禾彩色印刷有限公司
经　　销：新华书店
开　　本：710×1000　1/16　印张：15
字　　数：260 千字
版　　次：2021 年 8 月第 1 版
印　　次：2023 年 8 月第 3 次印刷
标准书号：ISBN 978-7-117-31898-3
定　　价：89.00 元

打击盗版举报电话：**010-59787491　E-mail：WQ @ pmph.com**
质量问题联系电话：**010-59787234　E-mail：zhiliang @ pmph.com**

编 者

（以姓氏汉语拼音为序）

陈　敏　中国人民解放军陆军特色医学中心

陈慧娟　北京大学人民医院

陈水红　浙江大学医学院附属第二医院

程　晶　华中科技大学同济医学院附属同济医院

洪　慧　浙江大学医学院附属第二医院

孔祥燕　北京大学人民医院

李春梅　中国人民解放军陆军特色医学中心

李哲英　华中科技大学同济医学院附属同济医院

梁泽平　中国人民解放军陆军特色医学中心

刘　果　中国人民解放军陆军特色医学中心

刘　月　北京大学人民医院

刘湘萍　华中科技大学同济医学院附属同济医院

罗　劲　中国人民解放军陆军特色医学中心

孙　红　北京大学人民医院

孙丽冰　北京大学人民医院

汤曼力　华中科技大学同济医学院附属同济医院

王　飒　浙江大学医学院附属第二医院

王海珍　浙江大学医学院附属第二医院

吴　慧　华中科技大学同济医学院附属同济医院

吴　洁　华中科技大学同济医学院附属同济医院

肖　欢　华中科技大学同济医学院附属同济医院

杨秀华　中国人民解放军陆军特色医学中心

姚　娟　中国人民解放军陆军特色医学中心

叶　茂　中国人民解放军陆军特色医学中心

张　敏　中国人民解放军陆军特色医学中心
张　鹏　北京大学人民医院
张严丽　华中科技大学同济医学院附属同济医院
张玉坤　浙江大学医学院附属第二医院
赵飞凡　北京大学人民医院
赵礼婷　北京大学人民医院

编写秘书

李哲英　华中科技大学同济医学院附属同济医院

程晶，硕士，副主任护师，华中科技大学同济医学院附属同济医院急诊外科护士长。

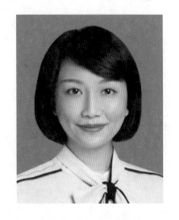

学术任职：湖北省护理学会灾害护理专业委员会副主任委员，国际创面治疗技术协会委员，中国医学救援协会运动伤害分会关节运动伤害学组委员，中国老年医学学会烧创伤分会第一届委员会康复护理专业委员会委员，武汉市灾害护理学会委员；基础生命支持（basic life support,BLS）导师；中国创伤救治培训护理版（CTCT®–N）项目牵头人、核心讲师。

专业特长：从事急诊创伤护理工作22年，在创伤急救、多发伤/复合伤、创伤危重症、创面修复等领域具有丰富的临床护理经验。长期从事急诊创伤护理教学及科研工作，主要研究创伤急救护理、创伤危重症护理、创面修复护理。

学术成就：主持湖北省自然科学基金项目1项，参与国家自然科学基金项目3项，在SCI、核心期刊发表护理专业论文20余篇。

个人荣誉：华中科技大学同济医学院附属同济医院"南丁格尔奖"、华中科技大学青年教师教学竞赛二等奖、第十一届全国多媒体课件大赛高教医学组优秀奖。

主编简介

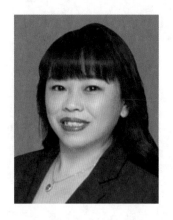

张敏，本科，副主任护师，中国人民解放军陆军特色医学中心创伤外科护士长。

学术任职：重庆市护理学会第一届创伤专业委员会副主任委员，重庆市中西医结合学会灾难医学专业委员会委员，重庆市抗癌协会造口专业委员会委员，重庆市医学会骨科学专业委员会护理学组委员；中国创伤救治培训护理版（CTCT®-N）项目牵头人之一、核心讲师。

专业特长：从事创伤护理工作30余年，在创伤急救、多发伤/复合伤、创伤危重症、创面修复等领域具有丰富的临床护理经验。长期从事创伤护理教学及科研工作，主要研究创伤急救护理、创伤危重症护理、创面修复护理。

学术成就：参编专著3本，承担院管课题2项，以第一作者在统计源期刊发表护理专业论文20余篇。

个人荣誉：2008年荣立军队个人三等功。

陈水红，管理学硕士，副主任护师，浙江大学医学院附属第二医院质量管理办公室副主任。

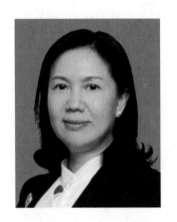

专业特长：从事急危重症护理、急诊护理管理 26 年。主要研究方向与领域为创伤护理管理、创伤救治、护理质量控制、创伤团队建设、创伤护士岗位管理以及相关培训教育。

学术任职：浙江省医学会急诊医学分会护理学组组长，中华护理学会急诊护理专业委员会专家库成员，亚洲急危重症联盟（ASECCM）护理专业委员会委员，中国医疗保健国际交流促进会胸痛分会护理学组副组长。

学术成就：主要研究方向为急危重症护理管理、医院护理质量管理等。主持和主要参与浙江省教育厅、卫生健康委、科技厅课题 7 项，在核心期刊发表论文 30 余篇。参编专著 5 本，包括科普类图书 1 本。

个人荣誉：浙江省卫生应急工作先进个人、浙江大学优秀共产党员、浙江大学好护士等。

副主编简介

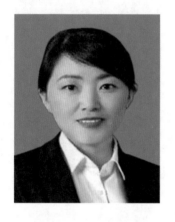

　　孙丽冰，本科，主管护师，北京大学人民医院创伤救治中心护士长，伤口造口失禁专科护士。

　　专业特长：从事创伤临床护理及管理工作10余年，具有扎实的理论基础和丰富的临床工作经验，尤其在严重创伤救治、多发伤护理、灾害应急救援、骨科护理、创伤后功能康复及伤口造口管理等领域有较深的造诣。长期参与创伤救治及骨科护理相关临床科研工作，参与省部级、院内课题多项，多次参与创伤救治国内/国际会议、继续教育学习班及相关论坛，并做会议发言。

　　学术任职：国家卫生应急处置指导专家库成员，中国生命关怀协会智慧照护与健康养生专业委员会委员。

　　学术成就：发表论文数篇，参编专著1本。

　　个人荣誉：北京大学人民医院优秀护士、北京大学人民医院先进工作者、北京大学人民医院优秀护士长、北京大学医学部优秀护士、北京大学优秀共产党员。

序

创伤是个"古老"的问题，随着时代的发展与社会的进步，创伤并没有销声匿迹，反而成为继肿瘤、心血管疾病、脑血管疾病之后的第四位主要死亡原因。据我国公安部门统计数据显示：中国大陆每年发生交通事故 60 多万起，有 40 多万人受伤，其中 8 万 ~ 10 万人因伤致死，已成为除脑卒中和冠心病之后的第三大死亡原因，是 45 岁以下人群的首位死亡原因，所造成的社会经济损失居各种疾病之首。研究指出：多达一半的严重创伤患者并没有得到理想的治疗，在创伤死亡患者中，2.5% ~ 14% 被确定为潜在临床可预防。因此，创伤救治能力的提升是迫切需要关注并亟待解决的问题。

近年来，国家和社会各界高度重视创伤救治。2018 年以来，国家卫生健康委员会发布系列文件，要求各级医疗机构成立创伤中心、提升创伤救治能力。创伤救治包括院前急救、创伤中心救治及后期康复，涉及学科众多，救治时间紧急，是外科中的"全科"。特别是针对多发伤、复合伤的紧急救治，医务人员更是需要具备多个学科的知识及相关技能。但在当前，具备多学科专业知识、能进行规范专业诊疗的创伤救治人才队伍极其缺乏。为了改善这一现状，在王正国院士、付小兵院士、姜保国教授的积极倡导下，由中国医师协会主办，中国创伤救治培训（China trauma care training，CTCT®）专家委员会、全国严重创伤规范化救治培训中心和王正国创伤医学发展基金会承办的我国首个标准化创伤救治培训精品医学继续教育项目——中国创伤救治培训（CTCT®）于 2016 年 7 月启动，被誉为创伤救治继续教育的"黄埔军校"，是中国首个标准化创伤救治培训品牌课程。

护理人员作为创伤救治过程中的评估者、实施者、协调者、管理者、教育者，在降低创伤患者病死率和发病率过程中发挥着至关重要的作用，因此，为护理人员提供科学、规范、系统的培训非常重要。近年来，CTCT® 不断扩展传播广度和深度，将创伤救治规范化课程拓展到护理群体，依据创伤救治循证医学原则及国际最新进展，结合国内现状设计了为期 1 天的培训课程，针对创伤中心的护理人员开设了中国创伤救治培训护理版（China trauma care training-nursing，CTCT®-N）课程。CTCT®-N 通过理论授课和实际操作，让护理人员准确掌握创伤护士及团队管理、创伤休克评估、监护及复苏、部位伤的观察与护理、创伤紧急手术术前管理、创伤救治流程及护理配合等知识及技能，培养"多能一专"的创伤救治专业化护士。

本书为中国创伤救治培训护理版（CTCT®-N）指导教材，编者均为具有丰富临床经验、长期在一线工作的护理专家，全书内容具有较强的科学性、系统性和实用性。相信本书的出版，一定能为提高护理人员创伤护理的理论水平和实际能力，培养高素质的现代护理队伍，以及发展我国创伤护理事业，做出重要的贡献。

白祥军

2021 年 1 月 28 日

前　言

21世纪以来，"9·11"恐怖袭击、"5·12"汶川地震等大型灾害的发生使得创伤救治的重要性更进一步凸显，为突发事件中的患者第一时间提供有效的创伤处理措施至关重要。现代创伤具有突发、来势迅速、群体受伤、多发伤等特点，以高能量损伤为主，严重多发伤在创伤中所占比例越来越高，使创伤导致死亡的人数越来越多。由于致伤因子具有惊人的高能量，瞬间作用于人体可伤及多部位、多脏器，在局部损伤的同时可并发心、脑、肺、肾等诸多脏器的损伤。创伤患者存在三个死亡高峰：第一个死亡高峰在伤后数分钟内出现，约占死亡人数的50%，往往死于现场，称为现场死亡；第二个死亡高峰出现于严重创伤发生后的数分钟至数小时内，称为早期死亡，约占死亡人数的30%；第三个死亡高峰在伤后数天至数周，约占死亡人数的20%。其中，第二个死亡高峰的患者是创伤救治的主要对象，也是急诊医护人员大量处置的危重创伤患者。这段时期称为"黄金时间"，如果患者能在这段时间得到快速及时有效的治疗，其病死率将会大大降低。国家卫生健康委员会于2018年6月21日发布了《关于进一步提升创伤救治能力的通知》(国卫办医函〔2018〕477号)，通知要求各地加强急诊急救体系建设，强调加强专业人员培训和公众健康教育，要求医院能够建立健全的创伤急救护理流程，以便对患者进行有效的创伤急救护理，提高患者的治疗效果。

诸多研究显示，创伤护理团队的建立与加强创伤护理人员的培训是提高抢救成功率和降低后期监护室平均住院日的重要因素。欧美国家通过创伤体系的建立及创伤团队的培养，将严重创伤的病死率降低了15%～50%，其中创伤护理在创伤人员早期急救、损伤控制、休克复苏、并发症防治等各方面发挥着重要作用。近年来，随着创伤护理教育、学术专业的高速精准发展，创伤亚专科护士概念重塑，极大地推动了创伤救治水平的提高。证据显示，创伤专科护士在整个连续救治过程中体现出最高水平的高质创伤护理，对患者和卫生系统的结果起到积极的影响，真正改变了患者的生活。

在我国，目前尚没有形成统一的创伤护理培训规范与标准，且国内对创伤专科护士的培养处于起步阶段，尚无规范、统一、固定模式；尚无统一、

11

完善的创伤专科护士资格认证体系。面对严重创伤高病死率、高伤残率的挑战，如何提高处置速度、提高护理水平，缩短严重创伤人员得到确定性治疗的时间和空间，保证严重创伤人员得到一体化、系统化的救治，降低病死率和伤残率，提高救治成功率，是创伤急救医务人员面临的重要课题，而我国护理人员普遍较缺乏专业的创伤急救理论知识及快速评估和实践技能，不能根据疾病轻重缓急迅速而准确地做出护理评估并采取积极有效的护理措施。

随着创伤中心的不断成熟和创伤基地的辐射作用，各县、市级医院独立处理创伤尤其是危重创伤人员的需求日益突显，省级综合性医院接收转诊复杂严重创伤人员的比例也明显增加，但在此背景下，不同级别医疗机构创伤人员的救治需求与各级别医护人员，尤其是护理人员的高质量创伤标准评估救治、创伤核心护理技术能力之间产生了巨大的不平衡，迫切需要一大批具有专业创伤救治水平的护理人才，加入迅速发展的创伤中心及创伤团队中，并能持续监测创伤护理救治水平进行质量改进，提高全国严重创伤的救治护理水平，为社会提供更好的服务。

2016 年，中国医师协会创伤外科医师分会正式推出中国创伤救治培训（China trauma care training，CTCT®）项目，紧密结合我国创伤救治发展的实际需求并参考了国际先进经验，项目进展迅速，极大地推动了国内各地创伤人才队伍建设，已经取得了较好的反响。中国创伤救治培训护理版（China trauma care training-nursing，CTCT®-N）是 CTCT® 系列培训课程之一，是依据创伤救治循证医学原则及国际最新进展，结合国内现状设计的为期 1 天的培训课程。规范化、程序化的创伤救治培训，使得经过培训的护理人员能安全、规范和高效地协助医师完成评估和处置严重创伤和群体创伤，培养"多能一专"的创伤专科护士。通过对创伤护士的专业理论水平、实践能力、管理与领导能力、专业发展能力等方面进行全面、系统培训，有效提高相关护理人员的评估、实施、协调、管理及教育等全方位的综合素质，达到有效保障患者生命安全的目的，从而持续推进我国创伤急救护理救治能力的提升。2019 年 6 月，CTCT®-N 在湖北武汉启动，截至 2021 年 2 月已举行了 12 期，共培训 1 200 余人。

在过去的一年中，CTCT®-N 专家委员会一方面采用每站课件汇编作为培训教材，另一方面也积极推进 CTCT®-N 教材的编写。本教材由经验丰富的 CTCT®-N 讲师撰写，内容按照 CTCT®-N 授课课程分章，既具有系统性和完整性，又避免了内容重复和资料堆砌。全书分为 16 章，重点介绍了创伤评估、救治及护理要点；创伤团队管理及质控标准；创面的评估、处置及护理；特殊人群损伤的护理；灾害批量伤检伤、急诊分诊及创伤应激障碍的早期评估与干预。为了便于学员理解和记忆，每章还精心绘制了图表，并紧扣

CTCT®–N 提倡的观念和技术，以及我国创伤中心建设和创伤救治中亟待改进之处凝练了"知识点"。

感谢张连阳院长和白祥军院长对 CTCT®–N 和本书的支持与指导。感谢中国医师协会的大力支持，将本书列入"中国医师协会系列培训教材"。感谢各位参与编写专家的艰辛付出！由于创伤救治发展迅速，编者水平有限，对书中存在疏漏或欠妥之处，敬请广大读者及同人批评指正。

程　晶　张　敏　陈水红　孙丽冰

2020 年 12 月 11 日

目 录

第一章 创伤救治护理发展概论

 知识点

- 广义的创伤是物理、化学、心理等因素对人体造成的伤害；狭义的创伤是指机械性致伤因素作用于人体造成的组织结构完整性的破坏或功能障碍。

- 现代创伤多为高能量伤，损伤严重，多发伤发生率高，伤情复杂且严重，易漏诊和误诊，病死率高。

- 创伤患者第一死亡高峰为受伤瞬间、伤后数分钟内，多死于脑干、高位颈髓、心脏大血管的严重损伤，约占死亡人数的50%；第二死亡高峰出现在伤后数分钟至数小时内，患者多死于各种原因引起大量失血所致休克、呼吸功能不全或严重颅脑损伤，约占死亡人数的30%；第三死亡高峰出现在伤后数天或数周，患者多死于继发感染及其他并发症，约占死亡人数的20%。

- 创伤可根据致伤因素、累及部位、皮肤及黏膜完整性、体腔完整性和严重程度分类。

- 院前指数（prehospital index，PHI）≥4分、修正创伤评分（revised trauma score，RTS）≤11分应紧急转运到创伤中心，简明损伤定级（abbreviated injury scale，AIS）≥3级或损伤严重度评分（injury severity score，ISS）≥16分属重伤。

- 创伤后常见并发症包括休克、感染、血栓、脏器功能障碍等，创伤致命三联征指体温过低、酸中毒、凝血功能障碍。

- 创伤后应激障碍（posttraumatic stress disorder，PTSD）是指个体经历、目睹或遭遇一个或多个涉及自身或他人的实际死亡，或受到死亡的威胁，或严重的受伤，或躯体完整性受到威胁后，所导致的个体延迟出现和持续存在的精神障碍。

- 创伤救治需要理论知识扎实、技能娴熟、经验丰富的创伤专科护士，创伤中心建设需要一支经过规范、高质量的创伤护理培训的护士队伍。

● 创伤护理培训内容应包括初次评估和二次评估，休克救治，损害控制策略和技术，特殊人群创伤，心理创伤护理，制动/转运、烧伤、创伤的流行病学、致伤机制等。

第一节 创 伤 概 述

创伤（trauma）的含义可分为广义和狭义两种。广义的创伤，是物理、化学、心理等因素对人体造成的伤害；狭义的创伤是指机械性致伤因素作用于人体造成的组织结构完整性的破坏或功能障碍。

随着我国经济的快速发展和社会进步，创伤致伤因素增多，常见于交通伤、暴力伤、坠落伤，多为高能量伤，伤情重，严重多发伤（ISS≥16分）发生率高，病死率高。多发伤后出现严重的全身应激反应，并发症发生率高，休克发生率高，易导致脓毒症或多器官功能障碍综合征（multiple organ dysfunction syndrome，MODS）/多器官功能衰竭（multiple organ failure，MOF），且病死率高，诊断困难，易漏诊和误诊。由于多部位损伤，处理时会出现相互矛盾，常涉及多器官、多系统，治疗难度大，需要多学科联合进行科学、规范的综合性救治。在中国，每年与创伤相关的死亡人数约占所有死亡人数的10%，其中45岁（作为社会劳动力主体）以下的死者中，创伤约占2/3，因创伤导致的伤残人数更多，给社会、家庭带来了沉重的负担。

严重创伤患者死亡有三个高峰：①第一个死亡高峰在伤后数分钟内出现，患者多死于脑干、高位颈髓、心脏大血管的严重损伤，约占死亡人数的50%，往往死于现场，称为现场死亡。②第二个死亡高峰出现于严重创伤发生后的数分钟至数小时内，称为早期死亡，约占死亡人数的30%，这类患者是创伤救治的主要对象，也是急诊医护人员大量处置的危重创伤患者。死亡原因多为硬膜下血肿、血气胸、脾破裂、肝破裂、骨盆骨折及多处受伤并有明显失血。这段时期为"黄金时间"。如果患者能在这段时间得到快速、及时、有效的治疗，其病死率将会大大降低。③第三个死亡高峰在伤后数天至数周，患者多死于继发感染及其他并发症，约占死亡人数的20%，这个阶段基本上在重症监护室，死因主要为严重感染和多器官功能不全。

一、创伤的病因

在日常工作和生活中，损害人体的致伤因子很多，机械性损伤最为多见，如钝器打击、重力挤压、过度牵拉引起撕裂、锐器的刺伤和切割等；物理性损伤，如烧伤、冻伤、放射线伤、高压高速气流所致的冲击伤等；化学性损伤，如强酸、强碱、毒气等所致的损伤；生物性损伤，如兽咬、蛇咬、虫蜇及细菌和毒素等所致的损伤。

二、创伤的分类

创伤所涉及的范围很广，可累及各种组织和器官，部位可遍及全身，可以从不同角度对创伤进行分类。

1. **按致伤因素分类** 可分为挫伤、擦伤、刺伤、切割伤、挤压伤、撞击伤、火器伤等。

2. **按致伤部位分类** 可分为头部伤、颌面部伤、颈部伤、胸（背）部伤、腹（腰）部伤、骨盆伤、脊柱脊髓伤、四肢伤和多发伤等。诊治时，需要进一步明确受伤的组织和器官，如软组织损伤、骨折、脱位或内脏损伤等。

3. **按伤后皮肤或黏膜完整性分类** 皮肤或黏膜完整无伤口者称为闭合伤（closed injury），如挫伤、挤压伤、扭伤、震荡伤、关节脱位和半脱位、闭合性骨折和闭合性内脏伤等。有皮肤或黏膜破损者称开放伤（opened injury），如擦伤、撕裂伤、切割伤、砍伤和刺伤等。在开放伤中，又可根据伤道类型再分为贯通伤（既有入口又有出口者）和非贯通伤（只有入口没有出口者）等。一般而言，开放伤易发生皮肤或黏膜感染，但某些闭合性伤，如肠破裂等可造成严重的感染。

4. **按体腔完整性分类** 分为钝性伤和穿透伤。钝性伤主要包括交通事故伤、坠落伤、冲击伤和故意伤害致伤，伤情变化大，致伤范围可很广泛，多发伤、多部位伤常见，但体腔完整，如胸膜、腹膜等无破裂，可伴内脏损伤，早期诊断困难，容易发生漏诊或延误诊治，尤其是胸腹部钝性伤。穿透伤主要包括火器伤、冷兵器伤、咬伤和其他刺伤，可导致机体组织的撕裂、断裂、毁损和挫伤等损伤；体腔完整性被破坏，如胸膜、腹膜破裂，常伴内脏损伤，临床上伤情紧急，多需紧急救治，如胸腹穿透伤应紧急剖胸剖腹探查；临床多数可行早期手术探查，且伤道有一定规律性，延误诊治较为少见。

5. **按创伤严重程度分类** 可分为轻度伤、中度伤和重度伤。组织器官结构轻度损害或部分功能障碍，无生命危险，预后良好者为轻度伤；组织器官结构损害较重或有较严重的功能障碍，有一定生命危险，预后对健康有一定伤害者为中度伤；组织器官结构严重损伤和功能障碍，通常威胁生命，预后对健康有较大伤害者为重度伤。

笔记

创伤评分是一种相对量化的分类方法，是以计分的形式估计创伤的严重程度。创伤评分的方法较多，常用的主要有院前指数（prehospital index，PHI）、创伤指数（trauma index，TI）、修正创伤评分（revised trauma score，RTS）、简明损伤定级（abbreviated injury scale，AIS）和损伤严重程度评分（injury severity score，ISS）等。轻伤为PHI<4分，TI、RTS、AIS<3分，或ISS<16分；重伤为PHI、TI、RTS、AIS≥3分，或ISS-AIS≥16分。

三、创伤病理生理变化

创伤可导致机体迅速出现一系列局部和全身性防御性反应，其本质是机体针对创伤损害因子的一种自卫的防御功能，目的是维持机体内环境稳定的病理生理过程。

1. **局部反应（创伤炎症反应）** 创伤的局部反应主要表现为局部炎症反应，与伤后组织细胞破坏、释放各种炎性介质和细胞因子有关。表现为局部红、肿、热、痛。其轻重程度取决于致伤因子的种类、作用时间、组织损害程度和性质，以及污染轻重和是否有异物存留等。一般情况下，局部反应在伤后3～5天后趋于消退。

2. **全身反应（全身性应激反应）** 致伤因子作用于人体后引起一系列神经内分泌活动增强并引发各种功能和代谢改变，是一种非特异性全身性应激反应。表现为综合性的复杂过程，不仅包括神经内分泌系统和物质能量代谢，还涉及凝血系统、免疫系统、重要的生命器官、一些炎症介质及细胞因子等。神经内分泌系统通过下丘脑－垂体－肾上腺皮质轴和交感神经－肾上腺髓质轴产生大量儿茶酚胺、肾上腺皮质激素、血管升压素、生长激素和胰高血糖素；同时，肾素－血管紧张素－醛固酮系统也被激活。上述三个系统相互协调，共同调节全身各器官功能和代谢，动员机体的代偿能力，以对抗致伤因素的损害作用。由于神经内分泌系统的作用，伤后机体总体上处于一种分解代谢的状态，表现为基础代谢率增高，能量消耗增加，糖、蛋白质、脂肪分解加速，糖异生增加。因此，伤后常出现高血糖、高乳酸血症，血中游离脂肪酸和酮体增加，尿素氮排出增加，从而出现负氮平衡状态。水、电解质代谢紊乱可导致水、钠潴留，钾排出增多及钙、磷代谢异常等。

四、创伤并发症

1. **休克** 创伤后最常见的是由于出血引起的低血容量性休克，另外包括心源性休克、分布性休克和梗阻性休克。

2. **致命三联征** 创伤尤其是重症多发伤并发休克后，出现严重生理功能紊乱和机体代谢功能失调，患者出现体温过低、凝血功能障碍和酸中毒三联征，机体处于生理极限状态，患者面临着死亡和出现严重并发症的危险。体温过低（hypothermia）指机体中心温度低于35℃。但是创伤患者出现体温过低时，由于其预后不良，故Gentilello等将传统分类法做了修正。创伤患者体温低于36℃即可定义为创伤性体温过低。凝血功能障碍（coagulopathy）诊断标准包括凝血酶原时间（prothrombin time，PT）>1.5倍正常，活化部分凝血活酶时间（activated partial thromboplastin time，APTT）>1.5倍正常，纤维蛋白原<0.8g/L，凝血因子水平<30%正常，血小板计数<$50×10^9$/L。代谢性酸中毒（metabolic acidosis）指动脉血pH<7.25。

3. **感染** 开放性创伤一般都有污染，如果污染严重，处理不及时或处理不得当，加之免疫功能降低，很容易发生感染。闭合性创伤如果累及消化道或呼吸道，也容易发生感染。初期可为创伤部位局部感染，重者可迅速扩散或全身感染。特别是广泛软组织损伤，伤道较深，并有大量坏死组织存在，且污染较严重者，还应注意发生破伤风或气性坏疽感染的可能。

4. **静脉血栓** 多发伤患者发生深部静脉栓塞的风险较高；严重者栓子脱落可导致肺栓塞造成肺部通气功能障碍，甚至呼吸功能不全，危及患者生命。

5. **应激性溃疡** 发生率较高，多见于胃、十二指肠，小肠和食管也可发生。溃疡可为多发性，有的面积较大，且可深至浆膜层，可发生大出血或穿孔。

6. **多器官功能衰竭** 创伤多伴有组织的严重损伤，存在大量坏死组织，可造成机体严重而持久的炎症反应，加之休克、应激、免疫功能紊乱及全身因素的作用，容易并发急性肾衰竭、急性呼吸窘迫综合征等严重内脏并发症。此外，由于缺血缺氧、毒性产物、炎症介质和细胞因子的作用，还可发生心脏和肝功能损害。

7. **创伤后应激障碍** 创伤后应激障碍为经历创伤事件后，延迟出现和/或长期持续的精神障碍。目前关于其产生机制的研究主要包括以下方面：脑内的记忆系统紊乱，神经内分泌功能紊乱，易感性和神经解剖改变等。临床表现为反复重现创伤性体验、持续性回避、持续性焦虑和警觉水平增高，常在创伤后数天，甚至数月后才出现（很少超过6个月），病程可长达多年。心理治疗、药物治疗及家庭治疗为主要治疗方式。

5

第二节　创伤护理发展简史

一、国际创伤护理简史

创伤护理可追溯到 19 世纪南丁格尔年代的战场创伤护理。在克里米亚战争期间（1853—1856 年），南丁格尔率领 38 名护士在英军战地医院服务，仅仅半年时间，英军伤员死亡率从 50% 下降到 2.2%。这不仅是创伤护理的起源，更为后续创伤高级护理实践的发展奠定了基础，充分说明创伤护理工作在创伤患者早期急救、损伤控制、休克复苏、并发症防治及康复等方面发挥着重要作用。

1860 年南丁格尔建立了世界上第一所正式的护士培训学校，拉开了现代护理教育的帷幕，也为创伤护理的发展奠定了教育基础。护理人员在大量的创伤护理实践中积累了丰富的经验，建立了批量伤员检伤分类、固定、早期复苏、快速转运、外科干预、监护治疗等规范的制度和护理方案，以及野战医院护理管理原则等。创伤护理的进步、护士的专业成长为创伤医学救治、创伤高级护理实践的发展做出了充分的准备和基础。创伤护理理论和实践的进步促进了创伤护理专业的诞生和发展。

此后，创伤护理理论和实践日益受到重视。20 世纪六七十年代是创伤医学发展的黄金年代，开启了创伤护理专业化发展的时代，并出现了创伤休克研究室。R Adams Cowley 是现代创伤医学的先驱，1961 年在马里兰州开设了一个 2 张床位的创伤休克研究室。Elizabeth Scanlan 和 Jane Tarrant 作为最早的创伤护士工作于该创伤休克研究室，是现代美国创伤护理先驱。1969 年，马里兰大学医院创伤休克中心启用，着重培养创伤休克中心及社区医院护理人员的创伤评估、休克复苏等救护能力，并为护理学生提供创伤中心体验和学习的机会，提高创伤临床护理能力，并推动创伤护理的发展。

随着创伤医学的进步，创伤诊疗技术和亚专业学科也不断发展，重症创伤患者、多发伤患者往往需要多学科团队协作诊治。在创伤患者的医疗和救治过程中，创伤护士对患者进行总体计划安排和专业协调护理。20 世纪 70 年代，创伤协调护士和创伤专科护士等高级创伤护理角色不断出现，为确保患者安全、提升救护质量、实施科学研究等做出重大贡献。20 世纪 80 年代，创伤救治系统不断发展，护理人员努力获取创伤救治和护理相关讯息，以促进创伤护理专业的进一步发展。1983 年和 1984 年参加马里兰急救医疗体系研究院创伤论坛的护士认识到建立创伤护士网（Trauma Nurse Network，TNN）的必要性，并在马里兰急救医疗体系研究院（The Maryland Institute for Emergency Medical Services Systems，MIEMSS）团队的大力支持下，为促进创伤护士之间的沟通交流，提供创伤护理经验分享的平台，TNN于1986年建立。1988年，《创伤护士通讯》发行TNN共识，对"创伤护理"进行了诠释，明确了创伤护理理念、创伤护理教育和任职标准等。在20世纪90年代初，受经济压力的影响，要求对创伤患者进行更有效的出入院管理，以缩短住院日，减少住院费用，创伤个案管理护士应运而生。其他高级创伤护理实践角色包括复苏、创伤康复、质量提升与数据管理、创伤登记、儿童创伤护理等相继出现。

二、我国创伤护理简史

随着医学水平的提高和护理专业的发展，护理工作的职责范围与功能已经远远超过了传统领域，为使护理工作能够与诊疗技术水平同步提高，并充分发挥护理人员的专业技术水平和能力，发展专科化护理是临床护理实践的方向。借鉴国外经验，结合我国国情，建立和发展专科护士培训制度是提高护理专业技术水平和促进护理专业发展的重要策略。国内的专科护理发展起步较晚，我国对专科护士的培养处于摸索阶段，目前包括ICU护理、急救护理、糖尿病护理、瘘口护理、癌症护理等领域；大多数是省级专科护士，即由各省级专科护士培训管理委员会招生培训的专科护士，一般由省护理学会负责招生，各省自行确定培训方案，培训合格发放资格证书。专科护士担任着临床专家、教育者、顾问、研究者、管理者、合作者、协调者的角色，在护理临床实践中发挥着举足轻重的作用。

近年来，我国机动车保有量和高速公路建设里程急速上升，道路交通创伤成为当今社会突出的公共卫生问题，预计至2030年，交通事故导致的伤残调整生命年将上升至第3位。与此同时，随着城市的发展和建设工程的快速增加，高处坠落伤也居高不下。世界卫生组织（World Health Organization，WHO）认为，多学科合作对于应对全球创伤负担至关重要。近年来，我国的创伤护理实践取得了较大的进展，创伤护理作为二级学科现已成为专科护理实践领域的重要内容。但由于起步较晚，创伤护理的研究内容不够深入、研究领域较局限。因此，了解创伤护理的研究热点及发展趋势对提升我国创伤护理质量有一定的指导意义。

中华医学会创伤学分会于2010年成立创伤护理学组，全军战创伤专业委员会于2008年成立创伤护理学组，全国、全军创伤护理学组的

笔记

成立标志着我国创伤护理专业学术组织的诞生。全国创伤护理学组每年组织的创伤护理学术论坛对促进创伤护理学术交流起到了积极作用。为了进一步推动我国创伤护理学的专业化、学术化、国际化发展，创伤护理专业委员会应进一步组织开发和推广高质量的创伤护士教育培训项目，根据发展现状设置创伤护理研究重点和专项课题，促进我国创伤护理进入有组织、有规划的快速发展通道。

第三节 创伤护士培训

创伤救治需要理论知识扎实、技能娴熟、经验丰富的创伤护士。医疗机构和团队应高度注重创伤护士的教育和培养，创伤护士是创伤救治团队中的重要力量，因此组织开发和推广高质量的创伤护士教育培训项目尤为重要。

一、创伤急救的基本要求

1. **完善的创伤急救系统** 创伤急救必须集中领导、统一指挥、互相协调，形成系统化、整体化的规范创伤急救体系，才能真正达到实施及时有效的创伤救治的目的。

2. **畅通而快捷的信息系统** 畅通而快捷的信息系统能将现场受伤的信息尽快传递到指挥中心，指挥中心能迅速地指挥或调动救护人员进行现场急救。

3. **现代化的转运工具** 配备现代化的转运工具，建立能实施空中、海上、陆地三位一体的转运或救护系统，将患者迅速转运到就近的医院进行救治。

4. **强大的急诊科救治能力** 急诊科救治是院内创伤救治的重要环节，因此急诊科必须具备强大的组织救治创伤患者的能力。

5. **专业化的创伤救治团队** 必须组建掌握创伤急救技术的专业化创伤救治人才队伍。

6. **熟练而先进的急救技术** 医护人员必须熟练地掌握救治创伤患者所需的前沿化的手术性和非手术性急救技术。

二、创伤护士在救治团队中的作用

团队合作对救治创伤患者具有重要的意义，一方面，有效的团队合作及沟通可使急救人员保持积极状态，有助于促进急救人员的积极性；另一方面，可使团队成员职责明确、提高效率，有助于改善患者临床结局、减少不良事件发生和提高患者满意度。特别是在严重创伤患者救治的过程中，有效的团队合作将保证救治的规范准确性与患者安全，有效降低严重创伤患者的病死率，提高抢救成功率和缩短滞留时间。

创伤护士是掌握创伤医学知识和创伤护理救治技能的专业急救护士。为严重创伤患者提供高效、专业、一体化救治是创伤护士承担的重要角色，在临床医学和急救医学的现代医疗体系中具有不可忽视的作用。在创伤救治团队中，创伤护士是参与严重创伤救治的主要成员之一。在救治过程中，创伤护士能够全面评估创伤患者的主要问题，并依据问题优先顺序默契地协助医师完成专科救治措施，密切关注患者存在的隐匿风险及患者、家属的应激性心理改变，及时给予相应的处置。在创伤患者紧急救治、专科医师会诊、健康宣教和治疗护理时，创伤护士应有效协调管理团队其他成员，合理分配任务，调动积极性，进行信息互动与传递，保持与患者和医师或团队其他成员的有效沟通，使创伤团队始终协调一致，相互提供及时高效的支持。

三、国外创伤护士培训

急诊护理的起源可以追溯到 19 世纪，创伤护理在 1980 年前后成为一个专业。在全球高等教育机构中有一些急诊护理课程，而创伤护理教育的发展仍处于起步阶段。创伤护理在缩短严重创伤患者停留时间、降低病死率和伤残率、提高救治成功率等方面发挥着重要作用。严重创伤患者往往有不可预测的损伤进展过程，生理上不稳定，有可能出现不良结果。因此，这些患者依赖一个高技能和受过专业培训的团队，以满足他们广泛和不断变化的生理和心理需求。为了更好地处理威胁生命的严重创伤，标准的课程培训体系越来越得到重视。最初的创伤护士培训主要聚焦于创伤患者的快速评估技能，如创伤专科护士课程（Trauma Nurse Specialist Curriculum, TNSC）。1975 年，MIEMSS 研发了首个州级创伤护士教育项目：MIEMSS 现场救援护理课程（MIEMSS Field Nursing），后来更名为紧急医疗救援护理专业课程。另一个非常重要的课程是 Peggy Trimble（MIEMSS Field Nursing 项目负责人）和同事一起研发的护理人员高级创伤生命支持课程。在美国等国家和地区，1978 年开始的护理人员高级创伤生命支持（Advanced Trauma Life Support, ATLS）课程不断改进和演变，诞生了"护理人员高级创伤救治课程（Advanced Trauma Care for Nurse, ATCN）"。ATCN 于 1998 年正式成为创伤护士协会（The Society of Trauma Nurses, STN）的特有课程，面向美国各州，乃至世界各国。2000 年，STN 与美国外科医师协会创伤委员会、ATLS 委员会合作开设 ATCN 培训，ATCN 成为医生版 ATLS 的护士姐妹篇。除此之外，还有很多类似的培训课程，如急诊护士学会开设的创伤护士核心课程（Trauma Nursing Core Course，TNCC），主要提供创伤复苏阶段的培训，在有些州和地区，TNCC 是创伤护士认证的入门课。高级创伤生命支持（Advanced Trauma Life Support System，ATLS）于 1978 年由美国外科医生协会（American College of Surgeons，ACS）及其创伤委员会开发，2019 年进行了第 10 版教材的更新。ATLS 课程主要培训对象为医师，虽然护士作为创伤救治团队之一也以观察者身份参与，但 ATLS 课程对护士的培训内容并不具体。

院前创伤生命支持（Prehospital Trauma Life Support，PHTLS）的概念由 ACS 于 1980 年提出，PHTLS 在 ATLS 的基础上增加了院前阶段的急救，其共同特点是在如何接触、优先处理和治疗多名受伤患者方面有清晰和标准化的规则。PHTLS 为参与救治的人员提供知识、技能和必要的行为指导，该课程对所有涉及严重受伤者初始管理的专业人员开放，包括医师和护士。

1990 年，美国首次提出创伤护理核心课程（Trauma Nursing Core Course，TNCC），由急诊护士协会开设，课程教材已更新至第 7 版，目前主要是创伤护士认证的入门培训课程，每 4 年要重新再培训一次。课程包括 2 天的理论和实践技能培训，内容涵盖初始评估、休克、具体部位的损害控制、特殊人群创伤、心理社会护理、制动/转运、烧伤、创伤的流行病学/生物力学及致伤机制等。研究指出，虽然 TNCC 涵盖了与 ATNC 类似的领域，但它不包括与创伤团队合作相关的内容，而团队工作现在被视为对患者结局具有重要贡献的因素。

为了满足英国及欧洲其他国家工作学员的需要，欧洲复苏委员会在 2006 年创建了欧洲创伤课程（European Trauma Course，ETC），目前已经在 20 多个欧洲国家施行。ETC 是一个持续 2.5 天的创新多学科课程，旨在创建一个有效和组织良好的创伤团队，为医院急诊部门医师和其他创伤相关医护专业人员针对严重创伤患者的初步救治提供帮助。

四、国内创伤护士培训

我国对创伤护士的培训尚处于起步阶段，缺乏专业的创伤护理人员。创伤护理作为一门新兴学科，护理人员多数没有接受正规、完整的创伤相关教育或缺乏相关系统、规范、专业的创伤培训，低年资护士并没有足够的知识、技能和经验，在处理大量创伤患者时缺乏相应的技能和信心。我国目前虽已重视创伤急救培训，但创伤急救医疗培训仍不够完善且多集中于医师层面，护理人员缺乏相关系统、规范、专业的培训项目。为了满足各地急救创伤队伍建设的需要，更好地配合各地创伤中心建设，在借鉴国际已有经验的基础上，我国首个标准化创伤救治精品护理培训项目——中国创伤救治护理培训应运而生。CTCT® 护理版（CTCT®-N）是 CTCT® 系列培训课程之一，是针对创伤中心的护理，包括院前急救、急诊科、创伤外科、重症医学科、麻醉科及其他外科专科等创伤救治各个阶段的相关护理人员，依据创伤救治循证医学原则及国际最新进展，结合国内现状设计的为期 1 天的培训课程。通过多种形式程序化的创伤救治培训使得经过培训的护理人员能安全、规范和高效地协助医师完成评估和处置严重创伤和群体创伤，培养"多能一专"的创伤专科护士，针对患者伤情进行准确评估分类并安置在指定的区域，以便有条理地对患者进行急救。运用降阶梯思维模式对患者进行快速有效的诊断和评估，减少急危重症患者在抢救室停留时间，达到保障患者生命安全的目的。通过对专业理论水平、专业实践能力、管理与领导能力、专业发展能力等方面的全面提升，提高创伤专科护士的综合素质，完成评估和处置严重创伤和群体患者的任务，实现相关护理人员在救治团队中从评估、实施、协调、管理、教育及降低创伤患者病死率等全方位过程中发挥至关重要的作用，推进我国创伤急救护理救治能力的持续提升。

创伤护士培训内容应包括初次评估和二次评估、休克救治、损害控制策略和技术、特殊人群创伤、心理创伤护理、制动／转运、烧伤、创伤的流行病学、致伤机制等。

2019 年 6 月 CTCT®-N 正式成立，并启动了湖北武汉站首场培训，截至 2021 年 2 月已在湖北、重庆、浙江、北京等地举办 12 期培训，先后共培训 1 200 余人，为推动国内创伤救治专业护理培训做出积极示范。

（程　晶　吴　洁　李哲英）

 推荐扩展阅读文献

[1] 白祥军,张连阳,赵小纲.推进区域性创伤中心建设与分级认证[J].中华急诊医学杂志,2016,25(5):557-559.

[2] 陈慧娟,程晶,张敏,等.护理人员创伤救治培训现状[J].创伤外科杂志,2020,22(1):78-81.

[3] 高伟,白祥军.中国创伤中心现状与展望[J].创伤外科杂志,2018,20(4):241-244.

[4] 何海燕,曾登芬,朱京慈.美国创伤护理的发展历程及启示[J].护理管理杂志,2015,15(12):837-839,842.

[5] 许永安,张茂,赵小纲,等.中国创伤救治培训课程培训效果评价[J].中华创伤杂志,2019(12):1130-1137.

[6] 张连阳,白祥军.多发伤救治学[M].北京:人民军医出版社,2010.

[7] 张波,桂莉.急危重症护理学[M].4版.北京:人民卫生出版社,2017.

笔记

第二章　创伤专科护士及团队管理

知识点

- 创伤专科护士在整个连续救治过程中提供的安全、有效和快速的创伤护理，有助于改善患者的预后。
- 区分创伤患者伤情的紧急程度，有助于确定对创伤小组需求的紧迫程度，通常分为3级，严重创伤患者救治时创伤团队均应立即到达。
- 创伤小组通常有2～3名护士，包括创伤护士、循环护士和记录护士等，其中创伤护士负责汇报患者创伤机制、受伤时间、评估结果及已采取的救治措施，协助指挥者协调整个创伤团队的救治与护理，协调多学科会诊，联系输血、手术、住院等；循环护士建立静脉通道、抽取血标本，留置导尿，准备各类操作用物；记录护士完善护理病历书写并对特殊要求的相应措施进行时间提醒。
- 创伤数据库管理和护理持续质量改进也是创伤专科护士的重要职责。
- 创伤中心应配备创伤专职护士，探索、创新符合国情的创伤护理模式，规范培训机制，制订具体岗位准入标准、岗位职责和考核评价等，是今后创伤护理专业化发展的重要方向。

　　全球范围内，创伤已经成为威胁人类健康的第四大因素。过去的 20 年中，伤害导致的死亡人数增加了 46%，占全球死亡总数的 9%，尤其是 44 岁以下青壮年的首位死亡原因，已成为现代社会的首要公害。鉴于严重创伤发生后往往累及多脏器损伤，其救治质量的提高就显得尤为重要，是降低创伤病死率和致残率的关键要素。欧美国家通过创伤体系的建立及创伤团队的培养，降低了 15%～50% 严重创伤的病死率，其中创伤护理在创伤患者早期急救、损害控制、休克复苏、并发症防治等各方面发挥着重要作用。近年来，创伤救治团队角色日益成熟、流程不断完善，创伤护理教育、学术专业高速发展，极大地推动了创伤团队整体救治水平。证据显示，创伤专科护士在整个连续救治过程中提供的安全、有效和快速的创伤护理，有助于改善患者的预后。

第一节 创伤团队模式

一、国外创伤救治系统

（一）概述

全球第一家创伤中心于 1941 年在英国伯明翰建立。20 世纪 60 年代，马里兰大学建立了美国第一个创伤中心。此后，德国、法国、澳大利亚也纷纷建立了各自的创伤中心体系。目前公认的较为成熟的是美国创伤中心体系，20 世纪 80 年代提出的"黄金 1 小时"（golden hour）是美国创伤救治的核心理念，由美国创伤外科之父心脏外科医生 R. Adams Cowley 提出，它不仅是时间上的概念，更重要的是让严重创伤患者伤后尽快得到确定性治疗。在美国，将创伤中心分为Ⅰ级、Ⅱ级、Ⅲ级，Ⅰ级最高，为患者提供最高水平医疗救治，通常以大学附属医院为基础。其中，ISS≥16 分的严重创伤患者达到 20%。此外，Ⅰ级创伤中心必须开展科学研究，开展培训课程及社区创伤预防宣教，对周围较低等级的创伤中心提供咨询、指导等；Ⅲ级最低，一般不能提供专科服务，但可以进行抢救生命所必需的救治，一般与上级创伤中心之间有转诊协议。

（二）创伤分级

为更好地优化急诊创伤团队资源，在标准的急诊预检分诊之外，对于创伤患者，尤其专属的创伤分级，以美国外科医师协会创伤分级为例，将创伤患者分为 3 级，不同级别有其各自评估标准并且对应不同的人力资源团队。

1. Ⅰ级创伤 符合以下任意一条，此类创伤要求团队立即到达，其中，创伤小组组长应在 15 分钟内到达。

（1）气道梗阻：需要气管插管或已经插管者。

（2）呼吸障碍：呼吸停止、呼吸窘迫（呼吸频率>35 次/min）、呼吸减慢。①呼吸频率<20 次/min（0～5 个月）；②呼吸频率<16 次/min（6 个月～12 岁）；③呼吸频率<12 次/min（>12 岁）。

（3）循环障碍：表现出休克征象。①室温下表现为苍白；②室温下表现为湿冷；③室温下毛细血管充盈>3 秒；④脉搏细弱；⑤心动过速。

笔记

14

正在输血患者：收缩压<60mmHg（0～0.5岁）；收缩压<70mmHg（0.5～5岁）；收缩压<80mmHg或脉搏<60次/min（5岁以上）。

（4）神经系统：GCS评分<12分，或体表存在头部刺伤、颈部刺伤、躯干刺伤、腹股沟刺伤、连枷胸或胸部开放伤。

2. **Ⅱ级创伤** 符合以下任意一条，要求团队立即到达，其中，创伤小组组长8小时内到达急诊即可。

（1）钝器伤导致的开放或凹陷的颅骨骨折。

（2）怀疑脊柱或脊髓损伤。

（3）双侧股骨骨折。

（4）骨盆骨折。

（5）怀疑气道损伤：①面部烧伤；②化学性吸入伤；③烟雾吸入伤。

（6）腕部以上脱套伤伴或不伴完全离断。

（7）膝关节以上深部穿刺伤。

（8）肘关节以上深部穿刺伤。

（9）严重的颌面部创伤。

3. **Ⅲ级创伤** 对于不符合Ⅰ级、Ⅱ级创伤的患者，如果存在以下高风险机制，则为Ⅲ级创伤。应仔细评估和观察，避免遗漏严重损伤。

（1）3m以上跌倒。

（2）>30km/h的碰撞速度。

（3）乘客被甩出车外。

（4）同乘人员严重受伤或死亡。

（5）行人被速度>30km/h的行车撞击。

（6）超过20分钟后才脱离现场。

（7）撞击至车厢凹陷达30cm以上。

二、国内创伤救治系统

为更好落实国家卫生和计划生育委员会2016年颁布的《突发事件紧急医学救援"十三五"规划（2016—2020年）》，以及国家卫生健康委员会2018年颁布的《关于进一步提升创伤救治能力的通知》（国卫办医函〔2018〕477号），全面推进创伤中心建设，借鉴欧美的创伤中心建设规范，目前国内已有三种创伤救治模式，即急诊创伤外科为主的独立学科救治模式（德国模式），急诊重症医学科牵头、多学科协作模式（美国模式），以及外科某一专科为主，其他专科会诊模式（专科主导模式）。鉴于急诊学科及创伤医学科的不断发展，不断完善创伤救治体系，无缝连接院前急救、急诊医学、危重症监护和外科各亚专科成为目前关注的重点。

现阶段，我国依托现有的医院分级体系，结合地域特点，参考欧美创伤中心的经验，开始建设中国创伤中心三级分级制度，统一创伤中心评审及指标体系，对各级创伤中心的职责和它们之间的关系做出制度性的规定。中心建设强调高等级的创伤中心不仅要进行创伤救治，还要承担创伤相关的临床与基础研究、创伤专科医护人员培训、在所在地区展开卫生宣教任务；强调不同等级的创伤中心之间应建立制度化联系，以利于患者的转运。

三、创伤团队构建

鉴于创伤患者病情复杂，救治工作量大，并且时间紧迫，需要在单位时间内尽快给予明确性治疗，因此需要医护及辅助人员共同合作，创伤团队应运而生。

欧美等国家在不断完善创伤救治体系的过程中，形成了相应的团队模式并且配备独立的专科培训体系以保证创伤团队配合过程中的默契性及专业能力。由于不同的人力资源配备，以美国Ⅰ级创伤中心为例，其Ⅰ级创伤团队配备（图 2-1）共计 10 人，包括主诊医师、评估医师、支持医师和创伤小组组长，巡回护士、创伤专科护士、循环护士，实验室技师、呼吸治疗师和 X 线技师。创伤患者在院前急救人员到达现场后进行创伤评估，如符合Ⅰ级创伤标准，则寻找最近的Ⅰ级创伤中心并联系急诊预检护士，电话详细告知创伤机制及患者情况，由急诊护士启动团队，呼叫全体创伤团队成员到达急诊室并等候患者。国内各医疗机构根据不同的人力配备及工作时间，相继有关于 4 医 3 护、3 医 3 护、2 医 2 护、1 医 2 护等不同模式的创伤团队构建与运作的报道。在人力资源相对充足的情况下，以 3 医 3 护Ⅰ级创伤团队为例，其由 6 名医护人员组成，3 名护士包括创伤专科护士 1 名、抢救护士 2 名（分别负责循环与记录）；3 名医生包括团队指挥者 1 名（主治医师及以上），急诊科医师 2 名（分别完成创伤评估、早期损害控制与记录）。整个创伤团队中除创伤专科护士身份固定，循环护士和记录护士由当日急诊抢救室在岗护士担任，指挥者由当日急诊值班最高级医生担任，评估与记录医师则由抢救室主管医师和急诊值班医师来承担。每日晨间交接班后，创伤专科护士向当日循环护士、记录护士及医生团队发放团队角色卡，卡片附各角色工作职责及工作内容，方便其快速熟悉团队运作，加强成员间合作。当然，在很多情况下人力不能达到 3 医 3 护团队时，可采取 2 医 2 护，甚至 1 医 2 护的模式，工作职责与内容不变，如没有亚专科创伤护士，可以由高年资急诊护士代替其岗位，另一名护士完成循环、记录等工作并配合医生早期评估、损害控制并共同完成转运等。

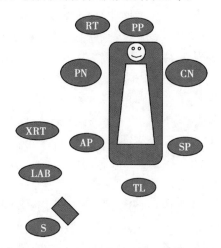

图 2-1　美国 I 级创伤中心团队位置图
PP. 主诊医师；AP. 评估医师；SP. 支持医师；TL. 创伤小组组长；S. 巡回护士；PN. 创伤专科护士；CN. 循环护士；LAB. 实验室技师；RT. 呼吸治疗师；XRT.X 线技师。

四、创伤团队工作流程

我国传统急诊预检分诊中包含了创伤患者的预检分级，严重创伤患者到达急诊中心后若分诊级别为 I 级或 II 级创伤患者，如表现为创伤性心脏停搏，格拉斯哥昏迷评分（Glasgow coma score，GCS）≤8 分或收缩压<90mmHg，创伤后呼吸障碍需要建立高级气道，头颈部或躯干贯穿伤等，则立即启动 I 级创伤团队。具体流程如下。

1. 预检护士立即通知创伤专科护士并开通绿色通道。

2. 创伤专科护士确认主管医生和值班医生到场，电话通知当日最高级急诊医生。提醒全体成员做好防护，协同医生共同进行标准创伤评估。初步评估：包括开放气道的同时进行颈椎保护，呼吸、循环、主要神经功能、暴露与环境控制，并在评估过程中始终确保气道、呼吸、循环的优先等级及安全，同时控制出血；进一步评估：包括完善各类诊断相关检查和检验、舒适度的评估包括疼痛等，病史采集包括院前损伤机制、受伤情况、生命体征、院前治疗和患者一般情况。

3. 循环护士建立静脉通道，抽取血标本，留置导尿，准备各类操作用物。

4. 记录护士完善护理病历书写并对特殊要求的相应措施进行时间提醒。

5. 医师 1 站在患者头部,判断气道(意识、呼吸),颈托固定,头面部止血,完成胃管、中心静脉导管置管,病历记录,开住院证。

6. 医师 2 站在患者右侧,进行初步评估(ABCDE)、进一步评估(从头到脚),完成床边 FAST B 超、胸管、尿管操作,使用骨盆带、胸带,协助止血、支具固定,共同转送。

7. 指挥者集合创伤团队、分工,指定谈话(整份),指令特殊增加检查项目,指令中心静脉导管、胸管,指令备血和输血(包括量),指导使用止血药氨甲环酸 0.8 ～ 1.2g,静脉注射(受伤 1 小时内最佳),需要时共同转送,指令专科会诊(尽早),指定角色转换。

在临床实践中,往往由护理团队首先接诊创伤患者,因此创伤专科护士在团队指挥者到场后,汇报患者创伤机制、时间、评估结果及现有措施,协助指挥者进行整个创伤团队的救治与护理,协调多学科会诊,联系输血、手术、住院等。创伤护士还需要监控创伤病历质量,与管理者沟通创伤流程中的各类问题、需求及患者情况,实时数据反馈。

第二节 创伤专科护士角色

一、创伤专科护士角色定位

(一)发展背景

创伤专科护士是创伤救治系统专业化进程中产生的护理实践角色,其主要功能在于协调多学科团队,评估和改进创伤救治服务,为创伤患者提供具有连续性、专业性和协调性的服务。从第一位创伤护士协调员(trauma nurse coordinator,TNC)于 1972 年在美国伊利诺伊州任命以来,创伤专科护士的作用不断发展和进步,随着全球各国创伤救治体系的发展,澳大利亚、新西兰、英国、中国香港等国家或地区先后引入创伤协调护士。创伤专科护士的作用也越来越多样化,包括数据收集、治疗专业化、患者评估和教育等,目前,创伤专科护士的配置已成为美国等发达国家创伤中心认证的基本条件之一。

(二)创伤专科护士的概念

美国外科学院和澳大利亚皇家外科学院都相继提出了创伤协调 / 专科护士的定义。两者内容大致相同:"创伤专科护士是创伤救治系统的联络员，对创伤救治服务项目的开发、实施和评估起到重要作用；创伤协调护士和创伤医学主任密切协作，主要负责监控和协调创伤服务过程中创伤多学科团队救治模式的运行，以保证创伤救治全程的服务质量（从院前到康复），其功能覆盖患者从到达急诊、初始复苏直至出院康复的整个过程。创伤专科护士的角色名称有很大差异，包括创伤个案管理者（trauma case manager，TCM）、创伤护士协调员（trauma nurse coordinator，TNC）、创伤护理师（trauma nurse practitioner，TNP）、创伤临床护理专家（trauma clinical nurse specialist，TCNS）、创伤研究者（trauma researcher，TR）和创伤项目主管（trauma program manager，TPM）等。尽管所有这些角色都有不同的职责和技能组合，但角色背景之间存在根本的相似之处，所有角色表现出几乎相同的角色功能。在急诊室、手术室、监护室及创伤中心以外的机构中承担重要的创伤服务职责。

（三）创伤专科护士工作范畴与职责

随着全球创伤救治系统的发展，创伤专科护士的角色功能不断完善和拓展，在整个创伤救治系统（院前、院内、康复和院外延伸服务）的全周期照护过程中担任了多重角色，对协调和质量改进起着重要作用。因创伤救治体系的不同发展阶段、不同工作机构对创伤专科护士岗位职责的需求不同，以及其各自具有不同的专业背景、工作经验、教育资质、能力和兴趣领域，创伤专科护士的角色功能有所差异。创伤专科护士工作范围涵盖各级创伤中心、覆盖全年龄创伤患者，角色职责也包括教育培训、数据收集、政策推进和临床实践等。

二、创伤专科护士资质

目前，国际上尚没有创伤专科护士认证的统一标准，但在涉及全球9个国家与地区的19篇相关综述报道中提到，创伤专科护士尽管没有明确一致的教育要求，但都重点强调具有"适当的水平与经验"和"专业知识"。创伤专科护士的临床角色功能，能够提高创伤护理的效能，包括：缩短平均住院时间，减少非计划性入住ICU次数，减少住院费用，降低并发症及死亡率。美国外科学院2014年在《创伤患者最佳照护的资源》中指出：创伤专科护士必须具有创伤相关的教育准备（每年至少接受16小时的创伤继续教育培训）和创伤相关的临床护理经验。多篇侧重于创伤专科护士的人口学统计资料也强调创伤专科护士小组是受过良好教育，并且可持续专业发展的团队。参考我国急诊专科护士资质、美国急诊护士协会急诊创伤专科护士准入资质及回顾创伤专家护士相关文献，虽然目前国内暂时还没有关于创伤专科护士的资质认证，但相关的专科培训与教程相继涌现，包括首个中国创伤救治培训护理版，旨在培养更多符合我国国情发展的创伤专科护士。总结既往经验，通过专家论证得出创伤专科护士的资质主要包括：①具有国家注册护士资格证书；②护理本科及以上学历；③5 年以上急诊临床工作经验；④完成创伤专科教育课程培训及考核（如创伤专科护士核心课程、高级创伤生命支持、中国创伤救治培训或护理版等）；⑤主持或参与相关持续质量改进项目，具有较好的英语、文献检索及科研能力。

三、创伤专科护士岗位模式

近年来，我国创伤救治人力资源的配置虽然呈现高速发展势头，但仍然处于不断探索完善阶段，尤其针对创伤护理的专业人员，暂未形成统一明确的岗位认证及管理模式。依据现有国家创伤中心及区域创伤中心创伤专科护士岗位管理，综合创伤专科护士工作范畴及主要职责，形成了创伤数据库管理（trauma data management）、创伤临床策略指引（trauma clinic practice guideline）和创伤护理培训与教育（trauma nursing education）三位一体的创伤专科护士 3 "T" 岗位管理模式，在临床应用实践过程中，取得显著成效，为国内创伤中心、创伤基地建设及综合性医疗机构创伤护理专业人员管理提供了借鉴经验。

（一）创伤数据库审核与质量管理

1. **创伤数据库管理**　创伤数据库是创伤救治系统的一个重要组成部分，准确、规范的数据对创伤救治系统的监测、评估和改进起着重要作用。创伤数据库的建立、审计与登入将在第五章详细阐述。创伤专科护士在创伤数据管理中发挥重要作用，他们主要负责监管创伤数据收集、登记、维护、分析和报告，维护运行日常线上、线下创伤数据库，统计 "7×24" 所有急诊创伤患者流行病学信息及预检信息，审核信息，如符合数据库入库标准，收集并登记入库；审核入库患者的预检分诊系统登记和抢救病历质量，记录创伤患者抢救运行时的各类问题，包括绿色通道管理、检查表的使用、创伤团队的运行、医疗护理时效指标的跟踪监测，及时反馈给科主任、护士长；同时还会定期审查和更新这些数据，以保证数据的准确性、完整性和安全性，并对这些数据进行统计分析，协助科室进行创伤质量改进计划。

2. **持续质量改进**　创伤服务质量改进一直以来是创伤专科护士工作的目标与重点。创伤专科护士通过持续监控、评估和改进创伤救治服务，保证创伤救治团队的救治水平和护理质量；回顾创伤患者的抢救记录和护理记录，调查创伤救治过程中的非常规事件（如创伤团队成员反应时间延迟、创伤时效指标过长、非预期的病死率和发病率等），针对问题提出具体改善方案并持续评估成效；监控创伤的并发症发生率和流行病学特征，定期参加跨部门的创伤审查会议，每月科室质控会议反馈执行情况，每年提交急诊创伤患者报告，发现和分析潜在问题并探讨改进措施；协助创伤救治人员制订临床指南并检查他们对指南实施的依从性，制订、实施和评估创伤护理质量改进的流程或政策。

（二）创伤临床护理策略指引

随着创伤中心持续推进，创伤理念不断更新，创伤最前沿新技术新理念、国际创伤救治流程、国内相关救治专家共识等不断涌现，对于临床医护人员而言，如何能更好地利用这些优质资源，使严重创伤患者受益，改善其预后，是目前需要大家共同努力的方向与目标。创伤临床护理实践包括利用专业知识和技能为创伤患者提供专业化的临床服务，如评估创伤患者病情、指导创伤临床护理查房、为创伤救治人员提供专业指导等，同时，协助设计建立国际一流水平的创伤复苏单元、配备创伤仪器设备，协调患者创伤救治服务过程的全程联络，促进创伤中心和当地各种创伤相关服务机构、临床科室和辅助科室、创伤多学科团队之间的有效沟通，为创伤患者提供连续性和协作性的服务。

基于以上原则，创伤专科护士每日具体工作内容包括：负责创伤单元物资、仪器配备及功能检测；安排护理团队成员角色定位；指导临床流程改造与创伤单元重组；创伤团队运行过程中履行创伤专科护士角色职责，即负责气道、呼吸、循环评估，全程监测生命体征，确认静脉通路开放；与团队指挥者沟通相关的评估和处理措施，负责辅助科室人员、会诊人员的沟通与联系；负责特殊仪器设备正常运作；做好环境管理，降低噪声；陪同转运（住院、手术、检查），注意途中监护、止血带、转运箱及各类管道的管理；确保创伤病历质量。

（三）创伤护理专科培训与教育

常规的程序性创伤培训及复杂性的案例模拟演练能在短时间内帮助被培训者有效地缩短干预时间。创伤培训已经被证明可以提高效率，提高成员和领导技能，指导患者治疗。建立于40年前的高级创伤生命支持和其他正式培训计划的不断发展，包括本书涉及的 CTCT®-N 培训，不仅是创伤知识，还包括创伤技能训练和领导能力培训，以满足全世界创伤中心的救治需求。创伤专科护士除对自身专科技能、理论等有较高要求外，其综合素质能力往往也高于普通急诊护士，因此，对其教育培训、领导力等各方面提出更高的要求。日常工作中，除负责护理人员创伤专科新技术、新理论、仪器设备的培训与考核外，还需辅助科内医护创伤培训与模拟演练，利用碎片化时间，在创伤复苏单元整合模拟培训、视频教学回放、工作坊等形式，实地重现创伤工作救治护理原景，采取角色卡片、高级创伤生命支持核查表等工具，提升员工创伤救治效率与水平，增加团队配合能力，评估团队救治效果。

科学研究也是创伤专科护士培训教育相关的重要内容。通过上述岗位内容的不断总结、改进预分析，创伤专科护士能够主持或协助创伤科学项目研究，发表学科高水平学术论文、转化研究成果、参与创伤学术相关社会学术团体和国内外创伤学术年会等活动。

四、创伤专科护士发展展望

以创伤中心为核心的区域性创伤救治网络在全球逐步发展，为创伤专科护士的发展提供了巨大空间，也使其角色不断深化并拓展。同时，创伤专科护士的发展也面临着诸多挑战。尽管欧美等创伤救治体系发展较为完善，为专职创伤护士的需求与角色多样化也提供了更多的机会与舞台，但在具体角色定义上不够统一，对专职专业化发展存在多种职业称谓，在临床实践中与急诊护士及危重症护士也有一定工作职能上的交叉。国内目前虽然还没有正式对创伤专科护士的资质认证，但根据目前发展较为成功的角色经验体会，国内的创伤专科护士应该定位在高于普通专科护士，属于亚专科，在职能要求上更介于专职亚专科与高级实践者的范畴，除在创伤专业上有较高要求，对其领导力、管理能力、协调能力都提出了更高的要求。

针对现阶段国家提出的"加强以创伤中心为核心的区域性创伤救治体系建设，进一步提升创伤救治能力"的战略要求，在创伤中心地区及医院配备创伤亚专科专职护士，积极探索符合国情的创新创伤护理服务模式，制订统一的角色功能和职业范畴，包括具体岗位准入标准、岗位职责、薪酬制度、考核评价等，为创伤专科护士的发展提供资源和支持，尤其是在人力资源和资金支持方面，协助其角色功能的全面发展，确保他们在创伤救治全程（院前、院内和康复）充分发挥作用，以解决传统创伤照护服务模式的不足，必将是今后一段时间内创伤护理专业化道路发展的目标与方向。

【常见错误】

- 在伤情评估中未重视致伤机制。我国创伤患者急诊就诊依据现有的急诊预检分诊行业标准来进行分级，并没有专门的创伤患者分级标准，需要注意的是，对于创伤患者，除了危急征象指标、单项客观指标及综合指标,其高危创伤机制必须得到高度重视。

- 认为创伤团队人数越多越好。根据不同创伤中心或医疗机构的人力资源现状来调整构建不同的创伤团队构成及具体角色职责,才是创新符合国情创伤团队模式的方向之一。

- 认为创伤护士的重点是诊疗技术操作。创伤护士是目前对于创伤专科护士、创伤协调者、创伤管理者及创伤高级实践者的统一称呼,有别于普通的从事创伤护理的急诊或危重症人员,其要求甚至高于普通专科护士要求,且功能覆盖创伤患者救治的全过程。

（陈水红　王　飒）

 推荐扩展阅读文献

[1] 王飒,陈水红,闫丹萍. 创伤护士三位一体岗位的设置与实施[J]. 中华急危重症护理杂志,2020,5(1):272-275.

[2] 王飒,陈水红,金静芬. 急诊创伤团队的护理时效分析[J]. 中华护理杂志,2016,51(7):811-814.

[3] 钱安瑜,张茂. 积极参与创伤中心建设,加速急诊学科发展[J]. 中华急诊医学杂志,2019,28(5):550-552.

[4] 陈妮,魏薇萍,胡三莲. 创伤协调护士的发展现状及启示[J]. 中华护理杂志,2019,54(9):1427-1430.

[5] 李宗浩. 中国灾害救援医学(中卷)[M]. 天津:天津科学技术出版社,2013.

[6] SAMANTHA POLOVITCH, KEELY MUERTOS, ALISON BURNS, et al. Trauma nurse leads in a level i trauma center: roles, responsibilities, and trauma performance improvement outcomes [J]. J Trauma Nurs, 2019, 26(2):99-103.

[7] KOESTNER A, WALTERS M, DEBOER M. The history and evolution of the trauma program managed coordinator [J]. J Trauma Nurs, 2016, 23(2):96-102.

[8] ELIZABETH WALTER, GRAD CERT, KATE CURTIS, et al. The role and impact of the specialist trauma nurse: an integrative review [J]. J Trauma Nurs, 2015, 22(3):153-169.

第三章　创伤救治中心护理质量控制

知识点

- 规范建立并应用创伤数据库是创伤救治中心质量控制体系发展的有力支撑。
- 国家卫生健康委员会 2018 年颁布的《关于进一步提升创伤救治能力的通知》中，16 项创伤中心医疗质量控制指标共包括 1 项院前创伤救治相关指标、6 项院内创伤救治相关指标、4 项 ICU 创伤救治相关指标、5 项创伤救治的效益控制。
- 创伤救治中心护理质量管理体系应从"结构""过程"和"结果"三个方面入手，控制指标应包括时间、过程和结局指标。
- 制订创伤救治中心护理质控指标时要以国家创伤中心相关质控指标为基础，视自身医院创伤救治中心的特点，根据医院需求与单位人力资源现状，制订适合的指标。选择指标时，要充分评估其重要性、科学性、有效性和可操作性。

第一节　创伤院内救治质量控制

　　完善的创伤救治体系、专业化的创伤救治中心及统一的质量控制标准是创伤救治能力提升的重要保障。高质量的创伤护理取决于团队中每个人的知识、技能、态度和行为，以及团队成员之间的相互作用和卫生系统保障体系。循证护理和临床实践指南提供了一个保障质量与安全的基础。为了改善创伤护理水平，首先需要使用基于证据的工具来衡量护理质量。在此之前更多关注的是如何通过理论培训和模拟训练提高创伤救治相关的护理技能，而非通过哪些参数可以定义为高质量的创伤救治护理。到目前为止，还没有强有力的证据表明任何临床因素可作为创伤救治护理水平的质量控制标准，本章通过创伤控制策略和创伤质量控制指标了解创伤救治中心质量

笔记

控制方法，为进一步质量改进措施做准备。

一、院内救治质量控制策略

（一）院内伤情评估质量控制

院内伤情评估方法主要为初始评估和再次评估，遵循 ABCDE 的原则。另外，常见的评分包括简明损伤定级标准、损伤严重程度评分、格拉斯哥昏迷评分等，有助于正确判断伤情并对患者进行准确分级。由于严重创伤多为多发伤，伤势严重，应激反应剧烈，伤情变化快，容易漏诊，及时准确的伤情评估是成功救治的前提和关键。在伤情评估中的质量控制策略包括：①建立高效的创伤救治团队，包括护理救治小组，明确职责；②定期对团队进行有关评估方法的培训，提高评估的准确率，缩短评估时间；③针对不同伤情，设立不同的评估时间标准；④应用多层螺旋 CT，及时发现隐匿性损伤，缩短术前时间。

（二）院内创伤救治质量控制

除伤情的快速评估外，提高院内救治水平更是创伤救治的重点环节。在创伤救治过程中质量控制应遵循：①时间策略，减少急诊滞留时间、手术时间和复苏时间；②损害控制策略，减少不必要手术，缩短术中时间、限制性复苏、损害控制性麻醉、控制性机械通气等，减少代谢性酸中毒、体温过低、凝血功能障碍"致死性三联征"的发生。

二、规范建立并应用创伤数据库

创伤数据库作为质量控制的工具是创伤救治体系的一个重要组成部分，基于其收录的大量创伤数据可以作为创伤救治水平比较的基准和改进的关键，其应用范围贯穿了预防—院前—出院整个创伤救治流程（图 3-1）。在创伤预防方面，通过详细的流行病学资料监测，预测创伤的高发人群、高发地点与高发时间段，从而加以规避，降低相关创伤的发生率或严重程度。在创伤救治过程中，一方面通过院前、院内的信息联动，缩短创伤救治小组启动时间，另一方面可通过质量控制指标进行创伤救治水平的比较与质量改进。在出院阶段，通过对创伤存活患者的随访，改善其功能和生活质量，提高生存率。最后，创伤数据库的建立，有助于开展真实世界的单中心／多中心回顾性病例分析、随机对照研究或大数据临床研究，通过持续的数据挖掘、建立模型、验证可帮助发现创伤救治过程中可能存在的问题，提高改进的空间，及时帮助创伤的预防及治疗过程。

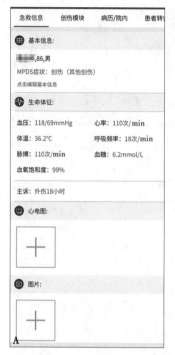

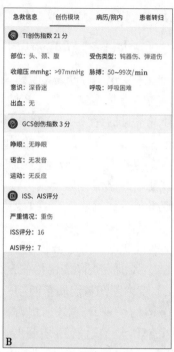

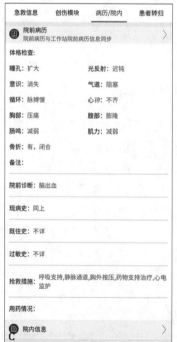

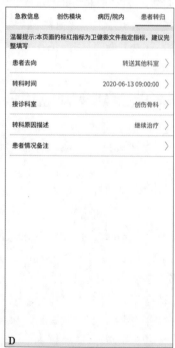

图 3-1　院前 - 院内创伤救治数据库

A. 急救信息；B. 创伤模块；C. 院前病历 / 院内信息；D. 患者转归。

第二节 创伤救治质量控制指标

　　2018年6月21日，国家卫生健康委员会发布了《关于进一步提升创伤救治能力的通知》，通知中没有强调医疗质量标准而是明确了创伤中心医疗质量控制指标，主要原因是考虑到创伤救治区域需求及创伤救治能力在不同地区的不均一性，在一定发展时期内可用"指标"的概念替代"标准"（图3-2）。创伤中心医疗质量控制指标应是可测量的、有意义的、以证据为基础的且具有可解释性和可概括性，是检测创伤救治中心能力和水平的重要依据，为临床医生、组织和计划者提供了量化的基础，旨在改善患者护理的过程及其结果，是创伤救治质量控制的重要基础。由于创伤救治本身的一些特点，如多学科性、复杂性和紧急性等，在收集信息方面存在特殊困难。尽管很多学者认为时间指标会受到很多外部因素影响，但因其容易测量使用比较广泛。

国家卫生健康委员会办公厅

国卫办医函〔2018〕477号

关于进一步提升创伤救治能力的通知

各省、自治区、直辖市及新疆生产建设兵团卫生计生委：

　　为贯彻落实《关于印发进一步改善医疗服务行动计划（2018—2020年）的通知》（国卫医发〔2017〕73号）有关要求，创新急诊急救服务模式，进一步推动建立区域性创伤救治体系，提升创伤救治能力，降低创伤患者死亡率及致残率，现就提升创伤救治能力有关工作通知如下：

　　一、加强以创伤中心为核心的区域创伤救治体系建设

　　地方各级卫生健康行政部门要重视创伤救治体系建设工作，按照辖区内人口数量与结构、医疗需求、医疗资源布局等情况，坚持区域协同、分级救治的原则，构建创伤救治体系，按照服务流程开展工作（见附件1）。在设区的市，以区为单位，结合医疗资源布局，依托创伤救治能力较强的三级综合医院建立创伤中心，联合急救中心建立城市创伤救治网络。在县域内，依托创伤救治能力较强的县级医院建立创伤中心，联合急救中心建立县域创伤救治网络。其他医疗机构根据服务半径、创伤患者救治需要，作为创伤救

图3-2　关于进一步提升创伤救治能力的通知

一、创伤救治中心医疗质量控制相关指标

（一）国家卫生健康委员会发布的16项创伤中心医疗质量控制指标

共包括1项院前创伤救治相关指标、6项院内创伤救治相关指标、4项ICU创伤救治相关指标、5项创伤救治的效益控制。

1. 严重创伤患者到达医院后至开始进行抢救的时间。

2. 从就诊到完成全身快速CT、胸片和骨盆片的检查时间。

3. 患者需紧急输血时，从提出输血申请到护士执行输血的时间。

4. 存在有上呼吸道损伤、狭窄、阻塞、气管食管瘘等影响正常通气时建立人工气道时间。

5. 张力性气胸或中等量气血胸时，完成胸腔闭式引流时间。

6. 抢救室滞留时间中位数：急诊抢救室患者从进入抢救室到离开抢救室的时间（以小时为单位）由长到短排列后取其中位数。

7. 严重创伤患者从入院到出院之间的手术次数。

8. 严重创伤患者重症监护病房住院天数。

9. 严重创伤患者呼吸机使用时长（以小时为单位）和呼吸机相关肺炎发生率。

10. 严重创伤患者（ISS≥16分者）抢救成功率。

11. 创伤患者入院诊断与出院时确定性诊断的符合率。

12. 年收治创伤患者人数。

13. 接收外院转诊患者比例。

14. 需要转诊治疗的创伤患者转诊比例。

15. 创伤患者年平均住院日。

16. 创伤患者均次住院费用。

（二）其他医疗质量控制指标

除上述16项指标外，以下指标可供参考选用。

1. 院前救治现场滞留时间。

2. 救护车院前转运时间。

3. 创伤小组启动至到达时间。

4. ISS评分24小时完成率及准确率。

5. 院内术前时间，即患者伤后到达急诊室或创伤救治中心至开始手术的时间。

6. 紧急手术时长。

7. 并发症发生率，如脓毒症、多器官功能衰竭、肺部感染、肠梗阻等。

8. 非计划性手术率。

9. 非计划性 ICU 入住率。

10. 二次气管插管率。

11. 患者病死率（住院期间、出院 30 天 /90 天）。

12. 应制订由下级医院转诊上级医院的流程与制度，并监测转诊患者的转归。

13. 出院目的地是二级医院、社区或家庭等。

14. 患者再入院率（15 天、28 天、3 个月、6 个月、1 年）。

二、创伤救治中心护理质量控制相关指标

（一）通用护理质量控制指标

20 世纪 60 年代美国学者 Donabedian 等提出的结构 – 过程 – 结果理论模型在医疗质量服务控制领域得到广泛应用。结构指标主要指进行护理的环境属性，如物质资源（病床、设备等）、人力资源和组织特征；过程指标主要指医护人员提供医疗服务的行为（诊断、治疗和患者健康教育等）；结果指标主要指医疗服务对个人或人群的影响（复苏、功能恢复、生存率、生活质量等）。为推动护理质控的科学管理，2016 年国家卫生计生委医院管理研究所护理中心编写了《护理敏感质量指标实用手册》，共包括结构指标 6 个（床护比、护患比、每住院患者 24 小时平均护理时数、不同级别护士的配置、护士离职率、护士执业环境）、结果指标 7 个（住院患者跌倒发生率、院内压力性损伤发生率、住院患者身体约束率、非计划性拔管发生率、ICU 导尿管相关尿路感染发生率、ICU 中心导管相关血流感染发生率、ICU 呼吸机相关性肺炎发生率）。随后，国家护理质量控制中心将这些指标纳入"国家护理质量数据平台"的监测收集范围。但全国千余家医院在按照统一的指标实践过程中，发现存在对指标理解不一致、错误等现象。为此，2018 年国家卫生计生委医院管理研究所护理中心对上述护理敏感质量指标的定义、意义、计算法则、收集方法、指标分析建议等进一步进行了明确，新增了住院患者压力性损伤现患率，并把住院患者跌倒伤害率从住院患者跌倒发生率中分离出来单独作为一个指标。新确定的 15 个护理敏感质量指标的细化中，共涉及通用信息（类）6 项、结构信息（类）47 项、过程信息（类）4 项、结果信息（类）33 项。通过对指标及最小数据元素的明确，确保了各指标计算的标准化、规范化和同质化，促进医院护理质量管理的循

证化、科学化和统一化。

（二）创伤救治中心护理质量控制指标

美国外科医师学会（American College of Surgeons，ACS）的创伤质量改善项目（trauma quality improvement program，TQIP），为创伤中心提供了医院特有的绩效数据，并使其能够与全国类似医院的绩效数据进行比较。自 2009 年以来，TQIP 持续关注于通过为创伤中心提供经过验证的、风险调整的基准标杆来改善护理质量。经过风险调整的数据，加上与其他 TQIP 参与者的培训和协作，使 TQIP 参与者能够跟踪结果并改进患者护理结局。由于创伤救治中心护理质量控制指标尚没有统一和规范，笔者没有找到一套定义明确、以证据为基础、被广泛接受的用于评估创伤护理质量的质控标准。笔者通过查阅文献和函询创伤救治医疗专家，总结可供参考的内容如下。

1. 结构指标

（1）规章与流程，包括岗位职责、资质认定、考核标准、分诊规范与流程、输血规范与流程、康复转诊的规范与流程等。

（2）人力资源与弹力调配。

（3）个人绩效评估 / 审核。

（4）资助资金。

（5）诊室环境管理。

（6）文件记录：护理表单记录规范、标准化。

（7）抢救物品管理。

（8）药物管理。

（9）仪器设备管理。

（10）创伤数据库的登记与管理。

2. 过程指标

（1）患者接诊时间、分诊不足率、分诊过度率。

（2）抢救时效，包括护理团队达到时间、启动快速通道时间、静脉通道建立时间、颈托及脊柱板使用时间、止血药物使用时间、镇痛药物使用时间、高级气道管理时间、血常规和血型送检时间、复温时间、转运时间、第一次 CT 检查时间、通知手术室时间、离开抢救室时间。

（3）非预期救治过程，如心肺复苏、癫痫发作、低血糖、卒中等。

（4）护理评估，包括跌倒、压力性损伤、日常生活自理能力、疼痛、认知、营养、创伤评分、排便情况评估等。

（5）特级护理天数、一级护理天数、机械通气天数。

（6）抗生素（是 / 否）、抗凝药物（是 / 否）、失血量、输血（是 / 否及总量）。

（7）尿管留置（是 / 否）、移除时间。

（8）沟通 / 分配。

（9）健康教育。

3. 结果指标

（1）患者满意度。

（2）不良事件和并发症发生率（住院期间、术中、术后）及严重程度分级，包括跌倒与坠床、压力性损伤、非计划性拔管、给药错误、静脉炎、静脉血栓栓塞症、泌尿系感染、中心导管相关血流感染、医院获得性肺炎、医源性气胸等。

（3）急性 / 慢性疼痛评分、镇痛使用（是 / 否）及类型。

（4）抑郁（是 / 否）、谵妄（是 / 否）。

（5）饮食 / 营养干预措施依从性。

（6）便秘（是 / 否）、具有预防便秘的规章流程（是 / 否）、预防性使用通便药物（是 / 否）、每日持续健康教育提高患者依从性（是 / 否）。

（7）患者生活质量（评分）。

（8）功能水平、平衡和灵活性，包括日常生活自理能力、步速、移动（是 / 否）、步行距离、平衡能力、承重等。

（9）患者护理相关费用。

（10）患者自我效能。

（11）照顾者提供的支持（如社会支持量表）、负担和压力（如照顾者压力指数）。

（12）医护人员的健康和安全。

（13）医护人员满意度。

（14）科学研究。

质量指标可以用不同的方法进行分类，除了上述的结构 – 过程 – 结果分类外，MacKinnon 等通过访谈，采用现象学的方法，将创伤护理指标分为系统 / 体系、小组 / 团队、过程、个人、数据、文化六个维度。

系统 / 体系是指促进最佳绩效的组织设计，着重于医院在护理标准、基础设施和救治条例方面是否具备能力并不断反馈，是否准备好接收创伤患者。其范畴包括准备 / 预先计划，关键事件报告系统，救治的公平性、标准与优先级，金钱的价值，团队 / 创伤中心的反馈，咖啡室 / 休息区的反馈，团队协作的工具，患者稳定期间朋友和家庭测试（又称

"亲友测试"，调查对象是否会向朋友或家人推荐此时此刻提供的护理服务），审核清单，认知帮助，审计。

小组/团队是指团队运作机制，团队视角可以用多种方式进行描述，包括众所周知的团队合作概念、领导力和沟通能力，另外团队绩效监控和团队合作也被强调。其范畴具体包括团队合作、领导能力、沟通能力、团队满意度、团队支持、团队绩效监控、持续的团队培训。

过程是指对患者的直接救治/护理过程，包括：①是否依从成熟的创伤护理课程或条例，如高级创伤生命支持、欧洲创伤课程；②提供创伤救治所需的时间，包括入院到高级复苏的时间、插管的时间、CT扫描的时间。其范畴具体包括可利用的最佳护理实践与资源、最佳证据、依从以下协议（高级创伤生命支持，欧洲创伤课程）、时间表。

个人是指医务人员与生俱来的个人特质，是与自我的个人标准相比，自己对所实施护理过程的评估，也是一个重要的质量指标。在稳定期间，护理人员提供的创伤救治护理，无论是否最佳，直接决定了他们从经验中获得的个人满意度。其具体范畴包括由团队成员进行的内部评估、个人意愿、个人满意度、特定的培训/经验、患者的体验、以患者为中心的患者安全、看护者/父母的看法。

数据是指可供分析的事实和细节，数据视角再次印证质量是数据驱动的观点，主要关注患者结局（发病率或死亡率）、临床不良事件（突然的不愉快或关键事件）和当前记录的数据。其范畴具体包括患者结局（发病率、病死率）、临床不良事件（突发意外事件）、临床数据、创伤审计研究网络数据（时间控制）、患者电子记录、回顾性报告、与其他医院的比较。

文化是指团队和组织的社会行为和习俗，这一观点强调在团队中通过反思行为和监督者的存在来进行任务报告、学习。其范畴具体包括复苏后的报告、反思实践、质量的监督者/拥护者、专业间的交流、高级临床医生亲和力。

创伤质控标准的制订，主要在于提高创伤患者救治水平，同时用于医院创伤患者数量、医疗成效与创伤医疗品质的监测与改善，对创伤救治中心治疗及护理的持续发展和患者预后至关重要。各区域创伤救治中心近年来也在不断地进行护理相关质控指标的探索，包括体温过低复温控制时间、开放静脉复苏通路时间、支具（颈托、腰围、骨盆兜）固定时间等。当然，考虑到相关指标收集过程中可能遇到的障碍，管理者应视其需要，充分权衡指标的重要性、可测量性及可推广性，选择通用且较为敏感的创伤护理质控标准。若有建立国家创伤数据库的需要，各医院则应统一指标要求进行格式化录入，以方便进行医疗资源配置或流程管理参考。

（陈慧娟　孔祥燕）

 推荐扩展阅读文献

[1] 王天兵,李明,杜哲,等.创伤中心建设中的医疗质量控制[J].中华创伤杂志,2019,35(3):212-215.

[2] 尹文,李俊杰.多发伤院内救治的质量控制[J].临床急诊杂志,2015,16(12):903-908.

[3] 江利冰,张茂.创伤数据库在创伤救治中的应用价值[J].创伤外科杂志,2017,19(3):231-234.

[4] 肖仁举,张连阳.创伤登记提升创伤中心救治能力[J].创伤外科杂志,2019,21(4):319-320,封3.

[5] 国家卫生计生委医院管理研究所护理中心护理质量指标研发小组.护理敏感质量指标实用手册(2016版)[M].北京:人民卫生出版社,2016.

[6] 国家卫生计生委医院管理研究所护理中心.护理敏感质量指标监测基本数据集实施指南(2018版)[M].北京:人民卫生出版社,2018.

[7] 张连阳,白祥军,张茂.中国创伤救治培训[M].北京:人民卫生出版社,2019:58-61.

[8] 段岚,樊有炜,霍明立,等.严重创伤患者救治质量的控制与改进[J].中国急救复苏与灾害医学杂志,2017,12(4):375-378.

[9] BLACKMORE A R,LEONARD J,MADAYAG R,et al. Using the trauma quality improvement program metrics data to enhance clinical practice [J]. Journal of Trauma Nursing,2019,26(3):121-127.

[10] GOTLIB CONN L,HOEFT C,NEAL M,et al. Use of performance reports among trauma medical directors and programme managers in the American College of Surgeons' Trauma Quality Improvement Program:a qualitative analysis [J]. BMJ Quality & Safety,2019,28(9):721-728.

[11] LEVEL Ⅰ & Ⅱ TQIP:An overview [EB/OL]. [2018-05-28]. https://www.facs.org/quality-programs/trauma/tqip/level-i-and-ii.

[12] MACKINNON R J,PUKK-HÄRENSTAM K,VON THIELE SCHWARZ U, et al. Defining and measuring quality in acute paediatric trauma stabilisation:a phenomenographic study [J]. Advances in Simulation,2019,4(1):4.

[13] PAP R,LOCKWOOD C,STEPHENSON M,et al. Indicators to measure prehospital care quality [J]. JBI Database of Systematic Reviews and Implementation Reports,2018,16(11):2192-2223.

[14] PITZUL K B,MUNCE S E P,PERRIER L,et al. Scoping review of potential quality indicators for hip fracture patient care ［J］. BMJ Open,2017,7(3): e14769.

[15] STELFOX H T,BOBRANSKA-ARTIUCH B,NATHENS A,et al. Quality indicators for evaluating trauma care:a scoping review ［J］. Arch Surg,2010, 145(3):286-295.

笔记

第四章 常用创伤评分法

知识点

- 格拉斯哥昏迷评分会影响修正创伤计分评分结果，因此进行修正创伤计分评分前需认真进行格拉斯哥昏迷评分。
- 院前指数适用于15岁以上的创伤患者，伴胸或腹部穿透患者需另加4分。
- 简明损伤评分和损伤严重度评分是院内评分中广泛使用的评分方法，《简明损伤定级标准》2005版是目前判断创伤严重程度解剖学评分的金标准。
- 单部位损伤评分应用简明损伤评分，将身体分为9个解剖部位；而多发伤评分应用损伤严重度评分，将身体分为6个解剖部位，需特别注意。
- 损伤严重度评分是在简明损伤评分基础上进行评分，简明损伤评分的1分之差可导致损伤严重度评分总分发生巨大变化，因此，需认真进行简明损伤评分。
- 计算损伤严重度评分分值，同一解剖部位多个脏器损伤时，只取一处最高分。
- 简明损伤评分对体表部分（软组织）进行评分时，如有资料，应尽可能将软组织（皮肤）损伤与身体特定部位结合起来进行评分。

　　创伤患者，病情变化快，具有极高的病死率和致残率等特点，因此正确的伤情评估是现场救治、患者转运、急诊科/创伤中心紧急救治的依据。创伤评分是一种用量化方式显示伤情严重程度及预后的方法，目前在我国创伤医学领域得到较广泛的应用。根据评分指标类别分为生理学评分、解剖学评分、综合性评分，根据使用的范围分为院前评分和院内评分，每种评分都有其优点和不足，有一定的最佳使用条件。本章重点介绍目前较为常用的院前和院内评分方法，前者主要介绍格拉斯哥昏迷评分、修正创伤计分、院前指数，后者主要介绍简明损伤评分、损伤严重度评分。

第一节 院 前 评 分

一、格拉斯哥昏迷评分

（一）概述

1974 年，格拉斯哥大学神经科学研究所的 Graham Teasdale 和 Bryan Jennett 等提出，格拉斯哥昏迷评分（Glasgow coma scale，GCS）是评价危重症患者意识状态最常用最客观的方法（表 4-1）。

表 4-1 GCS 评分

睁眼（E）	分值	语言（V）	分值	运动（M）	分值
自动睁眼	4	正常交谈	5	遵嘱动作	6
呼唤睁眼	3	答非所问	4	对疼痛刺激可定位	5
疼痛刺激睁眼	2	可说出单词	3	疼痛刺激肢体回缩	4
无睁眼	1	可发声	2	疼痛刺激肢体屈曲	3
		无发音	1	疼痛刺激肢体伸展	2
				无反应	1

（二）评分方法

通过对患者睁眼反应、语言反应、运动反应等神经学状态进行评估，将三个部分分数相加后总分满分为 15 分，最低为 3 分，分值越低伤情越重。一般认为，15 分为正常，13～14 分为轻度昏迷，9～12 分为中度昏迷，3～8 分为重度昏迷。

（三）特点

GCS 方法简单，易于掌握，可重复性好，被广泛应用于脑损伤程度的评价。但 GCS 评分主观性强，操作者的水平不同，评价结果差异性大。临床上使用镇静药物时，不宜进行 GCS 评分，建议在没有药物影响时进行评分。对于面部骨折患者，睁眼反应无法评估，用字母 C 代替评分；对于气管插管或气管切开患者，言语反应无法进行评分，用字母 T 代替评分；对于言语障碍患者，言语反应无法进行评分，用字母 D 代替评分。

二、修正创伤计分

（一）概述

修正创伤计分（revised trauma score，RTS）是 1989 年 Champion 等学者提出，在 1981 年提出的创伤评分法（trauma score，TS）基础上做出修正，取消了原方法中不易观察的呼吸幅度和毛细血管充盈度两方面的评估，保留了呼吸频率、收缩压和格拉斯哥昏迷评分（表4-2）。

表4-2 修正创伤计分表

呼吸频率 /（次·min⁻¹）	收缩压（SBP）/mmHg	GCS	分值
10～29	>89	13～15	4
>29	76～89	9～12	3
6～9	50～75	6～8	2
1～5	1～49	4～5	1
0	0	3	0

（二）评分方法

RTS 得分为患者呼吸频率、收缩压和格拉斯哥昏迷评分三项分值的总和，总分0～12分，分值越低伤情越重，总分低于11分或任一单个项目分值低于4分，属于重伤患者需送往医院进行进一步处置。

（三）特点

与 TS 相比，RTS 更加简单、便捷，可以反映出颅脑的损伤程度，是目前最为广泛的生理学参数评分系统，用于院前现场创伤救治的检伤分类过程中。但 RTS 评分对某些隐匿型致命创伤以及迟发性内脏损伤难以进行准确的评估，且其变化与损伤部位关系密切，对多发伤、复合伤的评价效果较差，严重创伤患者容易造成漏诊。也有研究者认为呼吸频率作为 RTS 的一个组成部分不如其他因素可靠，因为它会受到患者年龄、损伤机制、机械通气或人工呼吸的影响。

三、院前指数

（一）概述

院前指数（prehospital index，PHI）又称现场指数，1986 年由 Kochler 等学者提出，是一种以生理指标为参数的评分方法，适用于15岁以上的创伤患者（表4-3）。

表4-3 院前指数评分表

计分	收缩压（SBP）/mmHg	脉搏 /（次·min⁻¹）	呼吸	意识	穿透伤
0	>100	51～119	正常	正常	
1	86～100				
2	75～85				
3		≥120	用力或浅	模糊或烦躁	
4					胸或腹部
5	0～74	≤50	<10 次 /min 或需插管	言语不能理解	

笔记

37

（二）评分方法

以收缩压、脉搏、呼吸、意识状态4项指标作为评分依据，每项指标分别记0～5分，总分0～20分，分值越高伤情越重，0～3分为轻伤，4～20分为重伤，伴胸腹穿透患者另加4分。

（三）特点

①PHI主要适用于15岁以上的急性创伤患者；②适用于院前急救时对患者病情危重程度的初步评估；③PHI主要应用于创伤严重程度的评定、患者分流处理及预后判断，特别适用于突发大批患者的合理处置；④PHI判断重伤的灵敏度高，但缺点是不够精准，由于脉率及呼吸记分跨度大，4分以上即为重伤，可能导致被判重伤过多，缺少定量的评价标准，在研究和判断预后方面欠缺。

第二节　院　内　评　分

一、简明损伤评分

（一）概述

简明损伤评分（abbreviated injury scale，AIS）于1969年由美国医学会、汽车工程师协会和美国汽车医学促进协会共同提出，1971年发表，发展至今已有AIS-80、AIS-85、AIS-90、AIS-98、AIS-05版本。AIS是以解剖学为基础，对组织、器官损伤严重度进行量化的评分方法，是最基础和最重要的评分方法之一，为创伤导致组织损伤病理程度评判的"金标准"和基础。

（二）评分方法

1. **解剖分区**　AIS将身体分为9个解剖部位：①头部（颅和脑）；②面部（包括眼和耳）；③颈部；④胸部；⑤腹部（包括盆腔脏器）；⑥脊柱（颈椎、胸椎、腰椎）；⑦上肢；⑧下肢、骨盆及臀部；⑨体表及热损伤、其他创伤。

2. **损伤严重度**　每一个部位按照损伤程度分为1分、2分、3分、4分、5分、6分，总分即为所有损伤部位的AIS分数的总和。1～6分分别代表轻度、中度、重度（不危及生命）、严重（危及生命）、危重（有可能存活）、极重度（目前无法治疗）损伤，详见表4-4～表4-12（NFS为"未进一步详细说明"，用来对缺乏详细资料的损伤进行编码，也可用于"未描述为开放性的肢体损伤"，例如"闭合性股骨骨折"的AIS编码为"股骨骨折，NFS"）。

表4-4 AIS评分(头部)

部位	分值					
	1	2	3	4	5	6
头皮	NFS/擦伤;撕脱/裂伤:轻度/浅表;撕脱组织缺失≤100cm²;帽状腱膜下血肿(>6个月龄)	裂伤:重度/长度>20cm且深及皮下;撕脱伤:重度/组织缺失>100cm²;帽状腱膜下血肿(≤6个月龄)	失血>20%;全头皮缺失			
血管			颅血管损伤NFS(除基底动脉/乙状窦/直窦);血栓/闭塞:大脑前/中/后/基底/颅内椎动脉的分支,或大脑前/中/后/颅内/颅内椎动脉有名静脉;大脑有名静脉;创伤性动脉瘤:大脑前/中/后/基底/颅内椎动脉的分支,或大脑前/中/后/颅内/颅内椎动脉	基底动脉/NFS;乙状窦/直窦损伤NFS;颈动脉-海绵状血管瘘;裂伤:大脑前/中/后/基底/乙状窦/直窦/横窦/大脑前有名静脉,或大脑前/中/后/基底有名静脉;血栓/闭塞:大脑前/中/后/颅内颈内动脉大脑中/乙状窦/上矢状窦前部,或大脑前/中/后/颅内/颅内横窦,或双侧的大脑前/乙状窦/横窦	裂伤:大脑前/中/后/基底动脉,或开放性血管裂伤;海绵窦(或节段性血管缺失)/乙状窦/直窦/上矢状窦/横窦,或双侧的乙状窦/横窦/横窦;血栓/闭塞:基底动脉/直窦/上矢状窦后部,双侧大脑中/颅内颈内动脉/乙状窦/横窦;基底动脉创伤性动脉瘤	双侧颅内椎动脉;双侧开放伤;性的横窦裂伤;横窦窦汇开放性裂伤

笔记

39

续表

部位	1	2	3	4	5	6
神经	迷走神经损伤	单侧或双侧第Ⅰ～Ⅻ对脑神经NFS/挫/裂伤（除外第Ⅹ对脑神经的颈腹段）	双侧的第Ⅶ/Ⅷ对脑神经挫/裂伤			
脑组织（含病变周围水肿）		小/大脑挫伤直径近<1cm	小脑损伤：NFS/挫伤≤15ml/直径1～3cm/裂伤长或深≤2cm/穿透伤深<2cm; 脑肿胀或缺血性脑损害; 大脑损伤：NFS/挫伤≤15ml（≤10岁）/直径1～4cm/1～2cm（≤10岁）/中线移位<5mm/裂伤长或穿透伤深<2cm; 大脑梗死; 垂体损伤	小脑挫伤15～30ml或裂伤长或深>3cm/穿透伤深>2cm; 大脑挫伤30～50ml/15～30ml（≤10岁）/直径>4cm/4cm/2～4cm（≤10岁）/线移位>5mm或深>2cm	小脑挫伤>30ml/穿透伤深>2cm; 大脑挫伤>50ml/30ml（≤10岁）; 脑干: NFS/挫伤/梗死/出血/压迫（含天幕或小脑扁桃体疝）	脑干裂伤/挤压/毁损/穿透伤/横断伤

分值

笔记

续表

部位	分值					
	1	2	3	4	5	6
脑血肿（含病变周围水肿）		小脑硬膜外/下血肿厚度<0.6cm；小脑内血肿直径<0.6cm；小脑蛛网膜下腔出血；大脑内血肿直径<1cm；大脑皮质下出血无昏迷/昏迷<6h；大脑硬膜外血肿厚度<0.6cm；大脑蛛网膜下腔/软脑膜下出血NFS/无昏迷/昏迷<6h	血肿/出血NFS：大脑内/小脑内/硬膜外/硬膜下；大脑硬膜下（包括天幕）血肿厚度<0.6cm；大脑蛛网膜下腔/软脑膜下出血伴昏迷>6h	小脑硬膜外/下血肿<30ml/15ml（≤10岁）/厚度0.6~1cm；小脑内血肿≤15ml/直径0.6~1cm；大脑硬膜外/下血肿≤50ml/25ml（≤10岁）/厚度0.6~1cm；大脑内点状出血伴昏迷>6h；大脑内血肿≤30ml/15ml（≤10岁）/直径1~4cm/<1cm（≤10岁）/大脑皮质下出血伴昏迷>6h	小脑硬膜外/下血肿>30ml/>15ml（≤10岁）/厚度>1cm；小脑内血肿>1cm；大脑硬膜外/下血肿>50ml/25ml（≤10岁）/厚度>1cm；双侧大脑硬膜外血肿；大脑内血肿>30ml/15ml（≤10岁）/直径>4cm/1cm（≤10岁）	
脑室		脑室内出血无昏迷/昏迷<6h	脑肿胀或脑水肿NFS；轻度脑肿胀或脑水肿；轻度脑室受压且无脑干池受压	中度脑肿胀或脑水肿；中度脑室+脑干池受压；脑室内出血伴昏迷>6h	重度脑肿胀或脑水肿；重度脑室或脑干池消失	

笔记

续表

部位	分值					
	1	2	3	4	5	6
意识	头部外伤 NFS/脑震荡 NFS/无意识丧失 仅头痛;脑震荡 NFS/无意识丧失	脑震荡意识丧失 <1h	脑震荡意识丧失 1~6h(含 1h 和 6h);缺血性脑损伤无昏迷/昏迷 ≤6h	大脑弥漫性轴突损伤 NFS:限于脑白质或基底节/意识丧失 6~24h(不含 6h)	大脑弥漫性轴突损伤累及脑脚体/意识丧失>24h(伴或不伴脑干征);缺血性脑损伤伴昏迷>6h	
骨骼及附件		颅骨穹窿骨折:NFS/闭合/无移位/裂缝/线型;舌骨骨折	颅骨穹窿骨折:粉碎/哆开(硬膜完好)/移位/凹陷<2cm;颅骨穿透伤:NFS/有/无脑脊液漏;颅骨穿透伤:NFS/深度<2cm;颅腔积气	开放性伴脑组织外露或丢失的穹窿/颅底骨折;环状折/折纹形颅底骨折;穹窿骨折凹陷>2cm	颅骨穿透伤深度>2cm	颅脑挤压伤广泛毁损

表 4-5　AIS 评分（面部）

部位	分值					
	1	2	3	4	5	6
面部皮肤/皮下组织/肌肉	NFS/擦伤/挫伤/血肿；撕脱/裂伤：轻度/浅表；撕脱脱组织缺失≤25cm²	裂伤重度/长度>20cm深及皮下；撕脱脱伤重度/组织缺失>25cm²	失血>20%			
血管	颈外动脉分支 NFS/轻度裂伤		颈外动脉分支重度裂伤/伴失血>20%			
神经	视神经眶内段损伤：NFS/挫/裂/撕脱损伤		双侧视神经眶内挫裂/撕脱损伤			
器官	耳损伤 NFS/耳道损伤；内耳或中耳损伤导致眩晕/耳鸣/听骨链脱位；鼓膜破裂；前庭器官损伤；除评分为2分或3分的其他眼损伤；口腔/腭/齿龈：挫/裂/撕脱伤；舌轻度裂度	双侧内耳或中耳损伤；双侧听骨链脱位；眼撕脱/剜出；黄斑裂孔；巩膜裂伤；舌深部/广泛裂伤；颞下颌关节脱位	双侧眼撕脱/剜出			
穿透伤	穿透伤 NFS/浅表轻度	穿透伤伴组织缺失>100cm²	穿透伤伴失血>20%			
骨骼	面部骨折 NFS；下颌骨闭合性骨折；鼻出血，鼻闭合性骨折，牙齿损伤；颧骨骨折 KN Ⅰ～Ⅴ型	齿槽嵴骨折；下颌骨开放/明显移位/粉碎性骨折；上颌骨骨折 LeFort Ⅰ/Ⅱ型；鼻开放/明显移位/粉碎性骨折；鼻中隔骨折；颧骨骨折 KN Ⅵ型	上颌骨骨折 LeFort Ⅲ型；眼眶骨折；全面部骨折	全面部广泛毁损（含双眼）；上颌骨骨折失血>20%；全面部骨折失血>20%		

表 4-6 AIS 评分（颈部）

部位	分值					
	1	2	3	4	5	6
皮肤/皮下组织/肌肉	NFS/擦伤/挫伤/血肿；撕脱/裂伤：轻度及皮下；撕脱/浅表；组织缺失≤100cm²	裂伤重度及皮下，且深及皮下；撕脱伤重度/组织缺失>100cm²	失血>20%			
血管	颈内/外静脉损伤：NFS；颈外静脉轻度或浅表：裂伤/穿孔/穿刺伤	颈外/颈部椎动脉损伤：NFS/内膜撕裂/轻度或浅表裂伤/穿孔/穿刺伤；颈外动脉血栓/闭塞；颈内静脉轻度或浅表裂伤/穿孔/穿刺伤	颈总/颈部颈内动脉损伤：NFS/内膜撕裂/轻度或浅表裂伤/穿孔/穿刺伤；颈部椎动脉：重度/破裂/横断/节段性缺损/失血>20%；颈部椎动脉：内膜撕裂/穿孔/穿刺伤的任一项伴与头伤无关的神经功能异常（卒中）；血栓/闭塞：颈总/颈部颈内动脉	颈总/颈部颈内动脉损伤：重度/破裂/横断/节段性缺损/失血>20%；颈总/颈部颈内动脉：血栓/闭塞/穿孔/穿刺伤或浅表裂伤的任一项伴与头伤无关的神经功能异常（卒中）；颈部椎动脉损伤：横断/失血>20%的任一项伴与头伤无关的神经功能异常（卒中）；血栓/闭塞：颈内/颈部椎动脉	颈总/颈部颈内动脉损伤：重度/破裂/横断/节段性缺损/失血>20%的任一项伴一项伴与头伤无关的神经功能异常（卒中）；双侧颈部椎动脉损伤重度/破裂/横断/失血>20%的任一项伴与头伤无关的神经功能异常（卒中）；血栓/闭塞：双侧颈部椎动脉	

笔记

续表

部位	分值					
	1	2	3	4	5	6
神经	颈部神经损伤 NFS；迷走神经损伤	颈部膈神经损伤		双侧颈部膈神经损伤		
器官	颈部穿透伤：NFS/轻度/深入胸膜腔；未累及深部结构；甲状腺：NFS/挫伤/血肿	颈部穿透伤伴组织缺失>100cm²；颈段食管：NFS/挫伤/血肿；喉：NFS/挫伤/穿刺伤未非全层裂伤/黏膜撕裂；咽后：NFS/血肿/轻度挫伤/挫伤气道受累≤75%；甲状腺裂伤；颈段气管：NFS/血肿/挫伤/非全层裂伤；声带单侧损伤	颈部穿透伤伴失血>20%；颈段食管裂伤：非全层裂伤/周径/吞咽性损伤管壁非全层坏死；喉穿孔/全层裂伤；咽后：重度挫伤/挫伤气道受累>75%/非全层穿刺伤未穿孔；唾液腺裂伤；颈段气管穿孔/全层裂伤/折断；双侧声带损伤	颈段食管穿孔/全层裂伤/裂伤>50%周径/吞咽性损伤管壁全层坏死；累及声带的喉裂伤；咽/咽后：穿孔/全层裂伤；颈段气管撕脱/广泛毁损/喉-横断/气管分离	颈段食管裂后：撕脱/广泛毁损；喉/咽/破裂/横断/广泛毁损	头部离断

笔记

45

表 4-7　AIS 评分（胸部）

部位	分值					
	1	2	3	4	5	6
皮肤/皮下组织/肌肉	NFS/擦伤/挫伤/裂伤/血肿；撕脱/裂伤：轻度/浅表；撕脱组织缺失≤100cm²	裂伤重度/长度>20cm且深及皮下；撕脱伤重度/组织缺失>100cm²	失血>20%			
骨骼	胸廓/胸壁/胸骨：NFS/挫伤；单根肋骨骨折	胸骨骨折；多发肋骨骨折NFS；2根肋骨骨折	>3根肋骨骨折；单侧连枷胸	胸壁（含胸廓）轻度撕脱伤（≤15%）；单侧>5根肋骨骨折伴连枷胸	胸壁（含胸廓）重度撕脱伤（>15%）；双侧连枷胸	
器官/胸膜腔	穿透伤NFS/浅表/轻度/深入胸膜腔未累及深部结构	女性乳房撕脱伤；穿透伤伴组织缺失>100cm²；胸膜/胸导管裂伤；纵隔积血/气胸NFS；纵隔积血/气	穿透伤伴血>20%；血胸NFS；血积气气胸伴心脏压塞	开放性（吸吮性）胸部气胸/纵隔：重度血胸（血气胸）/至少1侧>1000ml；重度气胸/肺压缩>50%/持续漏气	张力性气胸；空气栓塞	双侧全胸部骨骼血管器官组织的广泛挤压毁损

笔记

续表

部位	分值					
	1	2	3	4	5	6
肺	支气管主干远端 NFS/挫伤/血肿	支气管主干远端未穿孔裂/非全层撕裂;肺挫伤轻度(<1叶/不伴 A-a 梯度增高(A-a 梯度:肺泡氧分压与动脉血氧分压之差);肺吸入性损伤 NFS/无以下情况(含碳物沉积/红斑/水肿/支气管堵塞)	支气管主干(或胸段气管)NFS/挫伤/血肿/未穿孔裂伤<1叶/不伴 A-a 梯度增高;支气管主干远端穿裂/全层撕裂/折断;肺 NFS/轻度爆震伤;单肺挫伤重度/伴低氧血症/伴 A-a 梯度增高;双肺挫伤(或单肺裂伤)轻度/伴 A-a 梯度增高/不伴 A-a 梯度增高;肺损伤含以下情况(含碳性损伤/碳物沉积在支气管近端或片状红斑)或终末/轻度支气管出血	支气管主干(或胸段气管)穿孔/全层撕裂复杂性裂伤/横断/折断;肺 NFS/全层撕裂/中度爆震伤;双肺挫伤(或单肺裂伤)重度/伴低氧血症/伴 A-a 梯度增高/<1叶/不伴肺吸入性损伤(中度含碳物沉积/中度红斑/中度支气管出血)	支气管主干复杂性裂伤/撕脱/破裂/全层撕脱/分离;支气管主干远端裂/横断;喉-气分离;肺震荡伤;双肺爆震伤重度/伴低氧血症;肺吸入性损伤含以下情况(大量含碳物沉积/重度炎症伴脆性;重度支气管出血/支气管堵塞/管壁含氧血症)	支气管主干撕裂伤/肺吸入性损伤/伤伴黏膜脱落/坏死/内皮消失
膈/食管	膈肌/胸段食管损伤:NFS/挫伤/血肿		膈肌裂伤≤10cm;胸段食管裂伤 NFS/非全层裂伤/裂伤≤50%周径/吞咽性损伤管壁非全层坏死	膈肌裂伤>10cm/伴明显组织缺失伴膈疝;胸段食管全层裂伤/裂伤>50%周径/吞咽性损伤管壁全层坏死	胸段食管撕脱/破裂/横断/广泛毁损	

笔记

续表

部位	分值					
	1	2	3	4	5	6
心脏	心脏 NFS/轻度挫伤	心包 NFS/轻度裂伤/穿刺伤	心脏裂伤未穿孔/未累及房室；心包积血；NFS/无心脏损伤	心脏挫伤/穿孔/心包积血伴心脏压塞但无心脏损伤	心房/室穿孔/心房破裂；心内瓣膜/房/室间隔/腱索裂伤/破裂；心包疝	心室破裂；多发性心房/室裂伤；单个心房、室组织缺损>50%；心脏撕脱伤
血管		其他有名动脉（支气管/食管/肋间/乳内）：NFS/内膜撕裂或浅表裂伤/穿孔/穿刺伤；其他有名静脉（奇/半奇/乳内/支气管/食管/肋间/胸段颈内静脉）：NFS/轻度或浅表裂伤/穿孔/穿刺伤	头臂/锁骨下肺动/静脉/胸段腔静脉：NFS/内膜撕裂或浅表裂伤/穿孔/穿刺伤；锁骨下/肺动脉内膜撕裂；(其他有名动脉：支气管/乳内/支气管/食管/肋间/胸段静脉；其他有名静脉：奇/半奇/食管/肋间/支气管/胸段静脉：破裂/完全横断/节段性缺损/失血>20%	胸主动脉：NFS/内膜撕裂（但血管未破裂）/轻度或浅表裂伤/穿孔/穿刺伤；头臂/锁骨下胸腔内/胸段腔静脉重度裂伤/破裂/完全横断/节段性缺损/失血>20%	胸主动脉内膜撕裂累及主动脉瓣；胸主动脉/肺动/静脉：重度裂伤/完全横断/节段性缺损/失血>20%；冠状动脉裂伤/冠状动脉左/右主干/左前降支/冠状窦血栓形成；头臂静脉/胸段腔静脉重度裂伤伴肺气栓	胸主动脉裂伤/伤伴不局限于纵隔的出血，双侧肺动/静脉重度裂伤/完全横断/节段性缺损/失血>20%
神经	迷走神经损伤					

笔记

表 4-8 AIS 评分（腹部）

部位	分值					
	1	2	3	4	5	6
皮肤/皮下组织/肌肉	NFS/擦伤/挫伤/血肿；撕脱/裂伤：轻度/浅表；撕脱组织缺失<100cm²	裂伤重度/长度>20cm且深及皮下；撕脱组织缺失>100cm²	失血>20%			
腹部	穿透伤 NFS/浅表/轻度/进腹但未累及深部	穿透伤伴组织缺失>100cm²；腹直肌哆裂 NFS	穿透伤伴失血>20%			躯干横断
血管		髂内/外静脉：NFS/轻度或浅表裂伤/穿孔/穿刺伤	腹腔/肠系膜上动脉：NFS/内膜撕裂伤/穿孔/穿刺伤；髂动脉（含髂总/内/外）/其他有名动脉（肝/肾/脾）：NFS内膜裂/轻度或浅表/穿孔/穿刺伤；髂总/其他有名静脉/下腔静脉（门/肾/脾/肠系膜上）：NFS/轻度或浅表裂伤/穿孔/穿刺伤；髂内/外静脉：重度裂伤/破裂/完全横断/失血<20%；节段性缺损/失血<20%	腹主动脉：NFS/内膜撕裂；腹主/腹腔/肠系膜上动脉：轻度裂伤/裂伤（含髂总/内/外）/其他有名动脉（肝/肾/脾）；髂动脉（含髂总/内/外）/其他有名动脉（肝/肾/脾）/轻度或浅表/穿孔/穿刺伤；髂总动脉（肝/肾/脾）/其他有名静脉/下腔静脉（门/肾/脾）/其他有名静脉（门/肾/脾/肠系膜上）：重度裂伤/节段性缺损>20%；双侧髂总动脉损伤	腹主/腹腔/肠系膜上动脉：重度裂伤/破裂/完全横断/节段性缺损/失血20%	

49

续表

部位	分值					
	1	2	3	4	5	6
空腔脏器和部分实质脏器	肾上腺：NFS/轻度或浅表挫伤/血肿；肛门/前列腺/子宫：NFS/挫伤/血肿；膀胱挫伤；结肠/小肠/卵巢：NFS/挫伤/血肿；NFS/轻度裂伤；十二指肠浆膜撕裂/裂伤≤0.5cm；阴道/外阴/阴茎/会阴/阴囊裂伤<25cm：NFS/挫伤/血肿/轻度裂伤	肾上腺：NFS/挫伤重度/大面积；肾上腺裂伤重度/多处；深入髓质>2cm；肛门/前列腺/子宫：膀胱NFS/非全层裂伤/膜外裂伤；结肠/小肠/非全层裂伤：NFS/挫伤/血肿/非全层裂伤<50%周径；十二指肠浆膜撕裂/挫伤/血肿/轻度裂伤；输卵管裂伤/深部裂伤/裂伤>0.5cm；卵巢裂伤/广泛裂伤/复杂裂伤；肠系膜/网膜/轻度裂伤；会阴/离断/重度；阴茎裂伤/撕脱/裂伤；会阴/直肠：NFS挫伤/血肿/非全层裂伤<50%周径；阴囊重度裂伤；睾丸：NFS/挫伤/血肿/轻度裂伤	肾上腺：撕脱/破裂/实质/广泛裂伤/多处；肛门：穿孔/全层裂伤；膀胱：膀胱外裂伤/破裂>2cm/腹膜内裂伤/破裂；NFS：结肠/小肠/全层裂伤/裂伤≥50%周径；十二指肠：上段/水平段升段裂伤50%～100%周径；胆囊：裂伤/穿孔/破裂(含50%，100%)/破裂50%～75%周径(含50%，75%)；广泛裂伤/组织缺失；肠系膜/肠横断；膀胱裂伤/复杂裂伤或裂伤/失血/大面积挫伤/中度裂伤/失血>20%；膜：挫伤/大面积挫伤/膜管受累/中度裂伤；阴道：撕脱/广泛裂伤/复杂裂伤及尿道；会阴：前列腺裂伤/复杂裂伤累及尿道；直肠全层裂伤累及≥50%周径	肛门：撕脱/广泛裂伤/复杂组织裂伤/大块组织撕脱；膀胱：膀胱/广泛裂伤/组织缺失/累及尿道口(膀胱三角)或膀胱颈；肠：撕裂/组织缺失/组织缺损；十二指肠降段裂伤/横断；破裂>75%周径/累及壶腹部或胆总管下段；胆总管/肝管裂伤/横断；肠系膜/复杂裂伤/重度裂伤/组织缺失/多处裂伤/累及主膜：撕脱/重度裂伤/近端横断/腹/近端横断>50%但未完全剥离/胎盘剥离>20%；直肠裂伤延伸至会阴；胃：撕脱/复杂裂伤/组织缺失/血供中断/吞咽性损伤管壁全层坏死/子宫坏死；及子宫动脉	十二指肠/直肠：广泛裂伤/复杂裂伤/撕脱/撕裂/组织缺失/膜头毁损/胎盘完全剥离；膜：撕脱/血供阻断；子宫：破裂/撕脱/血供完全剥离	

笔记

续表

部位	分值					
	1	2	3	4	5	6
		胃：NFS/ 挫伤 / 血肿 / 非全层裂伤；睾丸撕脱 / 离断 / 广泛裂伤 / 复杂裂伤；输尿管：NFS/ 挫伤 / 血肿；尿道损伤；子宫：裂伤≤1cm/ 穿孔；阴道 / 外阴：裂伤 / 重度裂伤或深及肌肉	胃：穿孔 / 全层裂伤 / 咽壁损伤管壁非全层坏死；断 / 广泛裂伤；输尿管：撕脱 / 广泛裂伤 / 复杂裂伤：NFS/ 挫伤 / 血肿；尿道损伤；非全层裂伤；尿道横断 / 分离>2cm/ 后尿道组织缺失；子宫：裂伤>1cm/ 胎盘剥离≤50%；阴道 / 外阴：撕脱 / 广泛裂伤 / 复杂裂伤；阴道裂伤累及子宫颈及子宫颈或腹膜			
重要实质脏器		肾：NFS/ 轻度挫伤 / 包膜下血肿 / 皮质裂伤深度<1cm 且无漏尿 / 轻度裂伤；腹膜后出血；肝 / 脾：NFS/ 轻度挫伤 / 包膜下血肿面积≤50%/ 肝实质挫伤 / 血肿；肝轻度裂伤深度≤3cm 或长度≤10cm；脾实质内血肿直径≤5cm/ 实质裂伤深度≤3cm	肾包膜下血肿面积>50%/ 扩展性血肿 / 重度挫伤 / 大面积裂伤 / 皮质裂伤深度>1cm 且无漏尿 / 中度裂伤；肝 / 脾：包膜下血肿面积>50%/ 扩展性血肿 / 实质破裂 / 实质裂伤深度>3cm 重度裂伤；肝实质裂伤深度>3cm/ 实质内血肿直径>10cm/ 中度裂伤；脾实质内血肿直径>5cm/ 破裂不累及脾门 / 小梁血管受累	肾裂伤延伸至皮质、髓质和集合系统和集合系统 / 肾主要血管出血 / 重度裂伤 / 皮质裂伤深度>1cm；肝实质破裂>肝叶的75% 或一叶中1～3个 Couinard's 段受累 / 裂伤多处深度>3cm；脾：爆裂伤致全脾>25% 血供阻断但无脾门损伤 / 脾重度裂伤	肾门断脱 / 全肾及血管毁损；肝实质破裂>肝叶的75% 或>3个 Couinard's 段受累及肝后腔静脉（或肝中静脉）/ 广泛裂伤 / 复杂裂伤；脾撕脱 / 广泛裂伤 / 组织缺失 / 脾门破裂致全脾血供阻断	肝撕脱伤 / 所有血管离断
神经	迷走神经损伤					

笔记

51

表 4-9 AIS 评分（脊柱脊髓）

部位	分值					
	1	2	3	4	5	6
神经/脊髓	臂丛神经损伤 NFS/不全性损伤；神经根：神经根 NFS/挫伤/牵拉/单根裂伤/单根撕脱		马尾/脊髓挫伤：NFS/伴一过性神经体征（感觉异常）/伴骨折或脱位 NFS/无骨折或脱位/伴骨折或脱位和脱位；不全马尾损伤；多根神经根裂伤或撕脱；完全性臂丛损伤	脊髓挫伤致不全性脊髓损伤综合征（残留部分感觉或运动，前束、中束、侧束，半切综合征）：伴骨折或脱位 NFS/无骨折或脱位/伴骨折或脱位/伴骨折和脱位；完全性马尾综合征；双侧完全性臂丛损伤	脊髓挫伤致完全性脊髓损伤综合征（截瘫且无感觉功能）/C_4 或 C_4 以下：骨折或脱位 NFS/无骨折或无脱位/伴骨折或脱位/伴骨折和脱位；脊髓裂伤：NFS/穿透伤/横断/挤压伤	C_3 或以上颈髓损伤：骨折或脱位 NFS/无骨折或无脱位；伴骨折或脱位/伴骨折或脱位和脱位
椎体/关节及附件	棘间韧带裂伤；脊柱急性扭伤	椎间盘损伤 NFS/突出；脊椎半脱位/脱位/单侧小关节脱位或半脱位；骨折 NFS/椎体前部压缩≤20%棘突/横突/小关节突/椎板/椎弓根骨折	椎间盘突出伴神经根损伤；椎间盘破裂；寰枢（齿状突）/寰枕关节脱位；双侧小关节突脱位或半脱位；椎体前部压缩>20%/齿状突骨折			

笔记

52

表 4-10　AIS 评分（上肢）

部位	分值					
	1	2	3	4	5	6
皮肤 / 皮下组织 / 肌肉	NFS/ 擦伤 / 挫伤 / 血肿；撕脱 / 裂伤：轻度 / 浅表；撕脱组织缺失≤100cm²（手部≤25cm²）	裂伤重度 / 长度>20cm 且深及皮下（手部>10cm）；撕脱伤重度 / 组织缺失>100cm²（手部>25cm²）	失血>20%			
软组织	手指部分或完全离断（除拇指）；手指挤压伤（除拇指）：浅表 / 轻度穿透伤	手 / 拇指部分或完全离断；手 / 拇指挤压综合征；手 / 拇指部分脱套伤：穿透伤伴组织缺失>25cm²	肘以下至腕部分或完全离断；骨筋膜室综合征伴肌肉坏死；肘下至腕挤压伤；全上肢脱套伤；肩至肘穿透伤伴失血>20%	肩至肘部分或完全离断；肘以下完全离断；肩至肘挤压伤		
血管	腋静脉 NFS；上肢有名静脉（除腋）：NFS/ 轻度或浅表裂伤；有名动脉（除腋 / 肱）：NFS/ 内膜裂伤 / 轻度或浅表裂伤 / 穿孔 / 穿刺伤	腋 / 肱动脉：NFS/ 内膜撕裂 / 轻度或浅表裂伤 / 穿孔；穿刺伤；腋静脉：轻度或浅表裂伤 / 穿孔 / 穿刺伤	上肢有名动 / 静脉：重度裂伤 / 破裂 / 完全横断 / 节段性缺损 / 失血>20%			
神经	指神经：NFS/ 挫 / 裂伤；正中 / 桡 / 尺神经：NFS/ 挫伤	正中 / 桡 / 尺神经撕脱				
肌肉肌腱韧带	上肢关节囊：裂伤 / 破裂 / 撕裂 / 撕脱；上肢肌肉：撕裂 / 撕脱 / 挫伤 / 扭伤；上肢肌腱：撕裂 / 撕脱					
关节	肘以上关节：NFS/ 开放性损伤 / 扭伤 / 关节：半脱位；肘及以下（除桡腕）关节：NFS/ 开放性损伤 / 扭伤 / 半脱位 / 脱位	肘以上 / 桡腕关节脱位				
骨骼	指骨骨折	上肢骨折（除外评分 1 分和 3 分的骨折）	肱骨开放性结节 + 干骺端骨折；肱 / 桡 / 尺骨开放性骨折：非单纯骨干 / 累及关节（尺骨茎突除外）			

笔记

53

表4-11 AIS评分（下肢、骨盆及臀部）

部位	分值					
	1	2	3	4	5	6
皮肤/皮下组织/肌肉	NFS/擦/挫伤/血肿；撕脱/裂伤：轻度/浅表；撕脱组织缺失≤100cm²	裂伤重度/长度>20cm；且深及皮下；撕脱伤重度/组织缺失>100cm²	失血>20%			
软组织		足/足趾部分或完全离断；骨筋膜室综合征；足/足趾挤压伤；部分脱套伤；穿透伤伴组织缺失>25cm²	膝以下至踝部分或完全离断；肌坏死；膝以下至踝挤压伤；全下肢脱套伤；髋、臀至踝穿透伤伴失血>20%	髋、臀至膝部分或完全离断；全离断；髋、臀至膝挤压伤		
血管	有名动脉（除股/腘）：NFS/内膜撕裂/轻度浅表裂伤/穿刺伤	腘动脉：NFS/内膜撕裂/轻度浅表裂伤/穿孔/穿刺伤；股/腘静脉：轻度浅表裂伤/穿孔/穿刺伤	下肢有名动/静脉（除股动/静脉）：重度裂伤/破裂/完全横断/节段性缺损/失血>20%；股动脉：NFS/内膜裂/轻度浅表裂伤/穿孔/穿刺伤	股动脉：重度裂伤/破裂/完全横断/节段性缺损/失血>20%		
神经	趾神经：NFS/挫/裂伤；股/胫/腓总神经：NFS	股/腓总/胫神经：裂伤/撕脱；坐骨总神经：NFS/挫伤	坐骨神经裂伤			

笔记

续表

部位	分值					
	1	2	3	4	5	6
肌肉肌腱韧带	下肢/臀部肌肉：部分撕裂/撕脱	跟腱/踝膝侧副韧带/交叉韧带/髌韧带/半月板/下肢、臀部肌腱：撕裂、撕脱；下肢/臀部肌肉：完全撕裂/撕脱				
关节	髋/膝/距小腿关节（踝关节）；NFS/开放性损伤/扭伤/半脱位；踝以下关节：NFS/开放性损伤/扭伤/半脱位/脱位	髋/膝/距小腿关节（踝关节）脱位				
骨骼	趾骨骨折	下肢骨折（除外评分1分和3分的骨折）；骨盆骨折NFS/稳定骨折后环完好；髋臼骨折	股骨骨折；胫骨开放骨折；双踝开放骨折；稳定骨盆骨折后环完好；骨折后环部分损伤（纵向/部分稳定）；开放髋臼骨折	不稳定骨盆骨折后环完全破坏且盆底破坏；纵向不稳定；开放骨盆；骨折后环部分损伤（纵向/部分稳定）	开放不稳定骨盆骨折后环完全破坏且盆底破坏；全盆破坏且盆底破坏/纵向不稳定	

笔记

表4-12 AIS评分（体表及热损伤、其他创伤）

部位	分值					
	1	2	3	4	5	6
烧伤	NFS/I度任何范围（>1岁）/I度≤50%（≤1岁）/II度<10%（≤1岁）/III度≤100cm²（面部≤25cm²）	I度>50%（≤1岁）/II度或III度10%~19%（>5岁）/III度100cm²至10%（面部>25cm²）	II度或III度20%~29%（≥5岁）/III度10%~19%（<5岁）/身体多处	II度或III度20%~29%（<5岁）/III度30%~39%（≥5岁）	II度或III度30%~39%（<5岁）/III度40%~89%（≥5岁）	II度或III度≥90%
冻伤	NFS/I度/浅表	深度/全厚				
窒息		NFS	NFS/无神经功能障碍	伴神经功能障碍	伴心脏停搏（医务人员证实）	
溺水			NFS/接近溺死无神经功能障碍	接近溺死伴神经功能障碍	伴心脏停搏（医务人员证实）	
高压电击伤			伴肌肉坏死		伴心脏停搏（医务人员证实）	
原发体温过低	NFS/>34~35℃	32~33℃	30~31℃	28~29℃	<27℃	

笔记

（三）特点

AIS 评分的特点在于：①以解剖学损伤为依据，每个损伤部位只有一个 AIS 评分；②AIS 评分比较细致，在无准确的损伤资料的前提下无法编码确定 AIS 值；③AIS 于总分为单纯的累加，无法真实反映整体伤情的严重程度，仅适用于单个损伤的评定，不能单纯用于预计损伤死亡率。

二、损伤严重度评分

（一）概述

1974 年由 Baker 等在 AIS 评分的基础上推出了损伤严重度评分（injury severity score，ISS），主要用于多发伤患者伤情严重度评估。与死亡率、并发症率、住院时间及其他反映创伤严重程度的指标具有相关性，是目前应用最广泛的评价创伤严重程度的指标。

（二）评分方法

1. **解剖分区** ISS 评分将人体分为 6 个解剖部位：①头颈部（包括脑或颈椎损伤、颅骨或颈椎骨折）；②面部（含面颅）；③胸部（包括胸腔内所有脏器损伤及胸椎、横膈、胸廓的损伤）；④腹部及盆腔脏器（包括腹腔内所有脏器损伤及腰椎损伤）；⑤四肢、骨盆及臀部；⑥体表及其他（表 4-13）。

表 4-13　AIS 和 ISS 的解剖部位划分

单部位伤 /AIS	多发伤 /ISS
头部	头、颈（颈椎）
颈部	
面部	面
胸部	胸（胸椎）
腹部	腹（腰椎）
脊柱	/
上肢	四肢、骨盆及臀部
下肢、骨盆及臀部	
体表及热损伤、其他创伤	体表及其他

2. **损伤严重度** 每个部位的评分以 AIS 评分标准来判定，取 6 个解剖部位中三处最高分值（不含 6 分）的平方和即为 ISS 值，公式：ISS 总分 =（AIS_1）^{2}+（AIS_2）^{2}+（AIS_3）^{2}，分值范围 1 ～ 75 分。当同一部位出现多处分值时，取一处最高分。当某一区域的 AIS 分值为 6 分时，或

笔记

有 3 个区域 AIS 分值都是 5 分时，ISS 总分取最高分 75 分。ISS<16 分，为轻伤；25 分>ISS≥16 分，为重伤；ISS≥25 分，为严重伤。ISS>20 分，病死率明显升高，ISS>50 分，存活者少。

（三）特点

ISS 评分结合了解剖部位和损伤程度两种因素，对多发伤严重程度的评估，具有简单易行的优点，能够整体、快速反映患者整体伤情的严重程度，可以帮助医护人员更准确地研究和预测创伤后患者的死亡率。但是 ISS 同样也存在一些缺陷，不能反映创伤患者的生理变化、年龄、伤前健康状况对伤情的影响，且当同一解剖部位出现多处分值时，只能取一处损伤最严重的评分，即最高分。因为 ISS 总分为三个最严重解剖部位 AIS 评分的平方和，所以 AIS 评分的 1 分之差可导致 ISS 总分发生巨大变化。

第三节　示　　例

患者，女性，66 岁，主因"车祸 4 小时"急诊入院。查体：体温 36.7℃，血压 110/60mmHg，脉搏 140 次 /min，呼吸 28 次 /min。神志清醒，急性面容，呼之能应，对答切题，查体合作。胸壁可见反常呼吸运动，压痛，可扪及骨擦感，左侧呼吸音减弱。右上腹部皮肤裂伤（浅表，长度约 10cm），腹软，无压痛，肝脾未触及。骨盆分离挤压试验阳性，四肢无肿胀畸形，关节活动正常。辅助检查：头颅 CT 见小脑硬膜下血肿（厚度 0.8cm），胸部 CT 示左 3～8 肋、右 4～10 肋多发骨折，左肺挫伤，左侧少量血胸，左髋臼、左耻骨下支、右耻骨上下支骨折。腹部超声未见异常。

对此患者进行 AIS 评分，分别为：头部，4 分；胸部，双侧连枷胸（5 分），肺挫伤（2 分），少量血胸（3 分）；腹部，1 分；下肢骨盆，2 分。患者胸部评分最高，头部次之，说明此部位损伤程度较其他部位严重，急需解决。此患者 ISS 评分，选取 AIS 分值最高的胸部、头部、下肢骨盆三个区域计算，每个区域只能选取一项最高的 AIS 分值，此患者 ISS=$5^2+4^2+2^2$=45，此患者属于严重伤，病情较重。

护士在护理此患者时应密切观察患者病情变化，尤其是损伤程度最严重的胸部，准备好抢救物品，配合医生积极救治。简明损伤评分和损伤严重度评分需要不断通过临床病例进行练习，全科共同学习、讨论，从而不断提高评分的准确性。护士可通过患者的简明损伤评分和损伤严重度评分了解其损伤程度，评分结果也能够提示护士需要关注的问题和

笔记

护理要点。

【常见错误】

- 在 GCS 运动评分中容易混淆 4 分和 3 分，4 分是患者对疼痛刺激躲避，3 分是肢体屈曲。
- 混淆 AIS 和 ISS 评分的差异，利用 AIS 评分来反映患者整体损伤程度。
- 认为评分可以代表患者所处的病情状态，而忽略疾病的动态变化，所有的评分均不能只评估一次，在救治过程中需反复进行评分。

（孙丽冰　张　鹏）

 推荐扩展阅读文献

[1] 王欣然,孙红,李春燕.重症医学科护士规范操作指南[M].北京:中国医药科技出版社,2016 :59-60.

[2] 张连阳,白祥军,张茂.中国创伤救治培训[M].北京:人民卫生出版社,2019 :13-17.

[3] 周继红.创伤评分学[M].北京:科学出版社,2018 :33-59.

[4] 美国机动车医学促进会.简明损伤定级标准(2005 版)[M].重庆市急救医疗中心,重庆市急救医学研究所,译.重庆:重庆出版社,2005 :36-208.

[5] 颜琦,李德溪.院内创伤评分的研究进展[J].临床医学进展,2015,5(3):166-170.

[6] 魏晓艳,张军丽,王海燕,等.联合评估提高急诊创伤患者分诊效能的研究[J].中国社区医师,2015(2):125-126.

[7] BERGER M,ORTEGO A. Calculated decisions :injury severity score(ISS)[J]. Pediatr Emerg Med Pract,2019,16(5):CD1-CD2.

[8] CHAMPION H R,SACCO W J,COPES W S,et al. A revision of the trauma score[J]. Journal of Trauma & Acute Care Surgery,1989,29(5):623-629.

[9] CURTIS K,CHONG S,MITCHELL R,et al. Outcomes of severely injured adult trauma patients in an australian health service :does trauma center level make a difference? [J]. World J Surg,2011,35(10):2332-2340.

[10] KONDO Y,ABE T,KOHSHI K,et al. Revised trauma scoring system to predict in-hospital mortality in the emergency department :glasgow coma scale,age,and systolic blood pressure score [J]. Crit Care,2011,15(4):R191.

第五章　创伤数据库的登记与管理

知识点

- 创伤数据库中包含入选创伤患者的基本流行病学资料、损伤的详细信息以及院前、急诊抢救室、院内重症监护室的重要诊治信息，还包括创伤患者的结局、并发症及基础疾病状况和随访情况。
- 创伤登记数据必须尽可能详尽、准确、有效、可靠和易获取。
- 创伤数据库临床应用中，可以借助独立软件或在线共享平台，自动获取或半自动手动导入抄录相关数据，且创伤审计是一个循环的过程。
- 创伤数据师是整个创伤数据库体系构建中非常重要的一员，不仅局限于数据登记与审核，同时对其创伤救治能力也有一定的要求，创伤数据师应与创伤小组一起工作，并与创伤专家委员会主任和创伤医疗主任保持密切合作，才能更好配合持续质量改进。
- 创伤数据库构建中，救治质量控制是其主要部分，内容覆盖院前、院内、重症、康复、随访各个部分，对优化流程与提升救治水平意义重大。
- 创伤数据库除支持科学研究外，能更好地指导创伤预防、创伤救治，降低致残、致死率，改善患者预后。

第一节　创伤数据库概述

创伤是当今人类死亡的主要原因之一。如何降低创伤患者的死亡率，改善创伤患者的预后是目前面临的巨大挑战。应对创伤带来的巨大威胁，最有效的措施包括两个方面：一是防患于未然，降低创伤的发生率；二是在创伤发生之后，提高创伤的救治水平，降低创伤相关的死亡率，改善创伤患者的功能恢复。从成本效益的角度出发，确保道路安全以及采取相应的预防手段减少创伤的发生是降低创伤损失最根本的措

笔记

施。但当前社会背景下，是难以短时间实现的，尤其是在发展中国家。因此，创伤发生后救治质量的提高（quality improvement，QI）就显得尤为重要，是降低创伤死亡率的关键要素。在 QI 过程中，一个非常重要的因素就是创伤数据库的建立和运用，需要对创伤患者相关数据进行收集、整理和分析、反馈。

一、国外创伤数据库发展与现状

1979 年，美国外科医师学会创伤委员会（American College of Surgeons Committee on Trauma，ACS-COT）发表了第一版名为 "Optimal Resources for the Care of the Injured" 的创伤救治规范，提高创伤救治的质量；1969 年，在芝加哥库克县开启了创伤注册的新纪元，之后发展为了伊利诺伊州的创伤数据库。2009 年，WHO 发表的专门针对创伤救治质量提高的指南中强调了创伤数据库的重要性。在发达国家，随着电子计算机和统计方法的不断发展，并逐渐引入医学研究领域，创伤数据库已经逐渐从基于医院或创伤中心的小型创伤注册，经历基于地区的中型创伤注册，发展向基于整个国家甚至国际的大型创伤数据库，许多国家和地区纷纷建立创伤数据库，并作为深入开展创伤研究的医学数据平台（表 5-1）。1982 年美国外科医师学会建立了国家创伤数据库（National Trauma Data Bank，NTDB），此数据库是目前世界上最大的创伤登记系统，到 2013 年收录了美国和加拿大 805 家医疗机构的 500 多万例创伤病例，其开放的网站允许用户在线分析数据并可生成用户报告。在这些数据支持下开展了特殊部位创伤流行病学、创伤救治结局管理、救治技术比较等研究，促进了创伤医学的发展。同时，位于美国犹他大学医学院的国家儿童急救医疗服务数据分析资源中心（National EMS for Children Data Analysis Resource Center，NEDARC），收集儿童创伤救治信息并进行研究，促进了儿童创伤救治水平的提高。澳大利亚墨尔本皇家儿童医院（The Royal Children Hospital Melbourne，RCH）建设的创伤数据和注册库（RCH Trauma Data and Registry），年平均收录约 2 000 例（100～150 例严重创伤）创伤信息。欧洲国家普遍采用创伤登记（注册）的方式建立创伤数据库。如英国建有欧洲最大的创伤数据库——创伤审核和研究网（Trauma Audit and Research Network，TARN），50% 以上英国创伤机构加入了该网络和数据积累工作。意大利、荷兰、德国及亚洲的日本、韩国、马来西亚等也相继建立了自己的国家创伤数据库。此外，还有其他很多地区或机构也建立了区域性创伤数据库，如中国台湾外伤登录系统、美国阿拉斯加创伤注册系统、西澳大利亚皇家佩斯医院注册系统等。创伤数据库的建设已成为这些国家和地区创伤研究和发展的基础与平台，促进其创伤医学的发展。

表 5-1　国外创伤数据库介绍

地区	国家	名称	建立时间	资金	AIS	医院个数	个案数/年	ISS>15 分个案数占比
亚洲	日本	国家数据库	2004	政府资助、注册费	AIS98	147	15 319（2010）	39%
北美洲	美国	国家数据库	1993	政府资助、外科协会资助、数据处理费	AIS2005	682	680 000（2009）	26%
欧洲	德国	国家数据库	1993	政府资助	AIS98	218	9 651（2009）	65%
	英国	国家数据库	1989	注册费	AIS2005	110	23 840（2010）	36.4%

AIS. 简明损伤定级标准；ISS. 损伤严重度评分。

二、国内创伤数据库建设

国内的创伤数据库建设起步相对较晚，从 20 世纪 80 年代开始在临床工作中应用创伤评分，在创伤评分推广应用中，创伤工作者逐渐意识到一些评分方法、评分参数、权重系数的设置是基于国外大样本量的创伤数据研究，如美国严重创伤结局研究，但由于国情和创伤救治体系的不同，某些参数及权重系数不适用于中国人种族和体质，因此，国内研究者开始致力于中国人创伤数据库的建设和创伤数据的积累与研究。2000 年，华西医院发起组织"中国人创伤数据库建设项目专家联席会议"，就建立中国人创伤数据库（注册数据库）的框架、字段内容和定义、可能组织形式等进行广泛深入的探讨。2006 年，第三军医大学全军／重庆市交通医学研究所在早期区域性创伤数据研究库的基础上，研究新一代创伤数据库——"创伤数据库系统"。2007 年 6 月，中华医学会创伤学分会等组织了创伤评分与数据库相关学组并举办论坛，为中国创伤数据库的建设和发展提供了方向。此外，王正国院士领衔的科研团队建立了我国首个交通伤数据库、北京大学人民医院国家创伤医学中心的专科数据库、浙江大学医学院附属第二医院区域创伤中心的中国创伤数据库等均为其创伤救治服务范围内各医疗机构提供了创伤流行病学的统计、分析与质量反馈。

第二节 创伤数据库登记

一、相关概念

1. **创伤登记** 创伤登记指专门收集创伤患者相关数据信息，包括受伤经过、人口学资料、院前信息、诊断、救治、预后、治疗费用等，覆盖创伤预防、救治和预后的整个连续过程中的各个环节。创伤登记数据必须尽可能详尽、准确、有效、可靠和易获取。

2. **创伤登记指标** 创伤登记指标包括院前急救反应时间、救治的启动和时间线，在急诊科、重症医学科或医院的住院时间；并发症（如医院获得性肺炎等）的发生率；比较预期和实际的病死率及费用等。内容可参考《关于进一步提升创伤救治能力工作的通知》中"关于创伤中心医疗质量控制指标"，具体见第三章第二节。

3. **创伤注册** 这个概念在很多国外文献中提到，其实创伤注册和创伤数据库并没有实质性区别，可以将创伤数据库理解为创伤注册的升华，创伤数据库涉及的范围更广，数据格式更加标准化。

4. **创伤数据库** 数据库是按照数据结构来组织、存储和管理数据的仓库，如存储的数据为创伤相关性数据则称为创伤数据库。创伤数据库中包含了入选创伤患者的基本流行病学资料、损伤的详细信息及院前、急诊抢救室、院内重症监护室的重要诊治信息，还包括了创伤患者的结局、并发症及基础疾病状况和随访情况。其实创伤数据库除充当数据存储的角色外，还需对创伤数据进行整理、分析和反馈，包括对原始数据的整理查重、统计分析、生成报表、信息反馈等，都是现代化创伤数据库的必备功能。

5. **创伤患者的预测生存率（Ps）** 尽管仍然存在很多争议，目前国际上使用最为广泛的仍然是 1982 年由美国外科医师学会创伤委员会启动的严重创伤结局研究（major trauma outcome study，MTOS）得出的 TRISS 法预测的 Ps。Ps=1/（1+e^{-b}）［e=2.718 282，b=b_0+b_1（RTS）+b_2（ISS）+b_3（年龄），b_0 为常数］。通过 TRISS 计算的生存概率即为将研究群体与 MTOS 做比较所得到的希望生存概率，可通过计算 M 值（若 M<0.88 提示两组数据间伤情分布存在显著差异）、W 值（每 100 例患者中实际生存与预测生存之间的差值，>0 指实际生存大于预测值）和 Z 值（评价实际死亡率和预测死亡率之间差异，绝对值>1.96 差异有统计学意义）加以说明。

二、创伤数据库审计与登记

（一）创伤审核（审计）

创伤审核是一个循环的过程，首先是对创伤数据的收集，然后通过创伤审核标准逐一进行审查分析。在创伤小组团队组长的主持下，召开创伤团队的跨学科审核会议，对通过创伤审核标准筛选出来的异常事件进行讨论，同时制订相应的改进措施并进行相应的创伤培训和教育。对改进的措施进行监督和审核并重新收集数据进行比较，发现其他需要改进的地方，持续进行质量改进。若优化流程或措施有效，则可将其修订为标准作业流程，甚至共识、指南规范。

（二）创伤登记

针对日益丰富的创伤注册及数据库的开发，创伤登记成为创伤数据库管理中最基础也是较为关键的一个环节。创伤登记过程中，必然需要有创伤数据管理员负责创伤数据的登记、审计和管理。创伤联络员的综合素质水平高低直接决定数据录入的准确性和审计的质量。现阶段，各创伤中心及加盟医疗机构建议至少配备 1 名数据库联络员，负责日常中心创伤患者数据录入、整理与分析，并且与上级创伤数据管理机构保持联系，实时分享数据内容，进行救治相关指标质量控制与改进。该数据库联络员岗位可以由医疗、护理、病案管理、计算机或医学信息学等专业背景的人员担任，根据不同人力资源条件，配备相应数量的专职创伤管理员。创伤登记时也应确保患者和医院的隐私，防止数据受到威胁和未经授权的使用或泄露。

第三节 创伤数据库临床应用

创伤数据库作为质量控制的工具主要是基于其收录的大量创伤数据作为创伤救治水平比较的基准，其在创伤临床救治中的应用贯穿了院前至出院康复随访的整个救治流程。

一、创伤预防

创伤数据库中收集了创伤患者详细的人口学资料及创伤机制，可以根据其不同的人口学特征、职业、创伤发生时间、地点、机制、类型等，明确创伤发生的特点，从而采取相应的政策或立法减少创伤的发生率，并可回顾性分析发现降低创伤严重程度的措施，如立法对酒后驾驶进行查处、非机动车保护性用具（如电瓶车戴头盔）的应用等。在很大程度上，当国民综合素质水平及认知、创伤救治能力发展到一定阶段，预防为主必然是今后创伤相关性研究的方向和热点。

二、创伤救治质量控制

针对创伤死亡"三峰"分布特点，院前急救、"白金 10 分钟、黄金 1 小时"救治及重症监护对症治疗是创伤患者尤其是严重创伤患者救治中的重点及难点。

1. **院前急救** 目前创伤院前救治相对于院内而言，人力资源、救治水平都还存在着一定的差距，因此，创伤数据库提高创伤救治质量更多体现在院内创伤救治的过程中。但在创伤救治环节，院前急救的相关内容，如院前生命体征、急救措施、治疗用药、转运方式及是否发生院前创伤性心脏停搏都是创伤院前信息需要收集的资料。

2. **院内急诊室救治** 对于院内而言，主要为每一个急诊的急诊室救治质量敏感指标，包括停留时间、早期创伤评估、影像学检查、实验室检查情况、主要的操作（气道、呼吸、循环、清创缝合、石膏固定、骨盆带固定、留置各类导管、维持体温等措施）及使用药物（晶体液、胶体液、浓缩红细胞、血浆、血小板、止血、镇痛、凝血制品等）。

3. **重症监护监测** 急诊或创伤监护室质量控制指标包括监护室停留时间、各类评分、24 小时重返率、血流动力学监测、实验室检查、各类导管相关指标、连续性肾脏替代治疗（必要时）、ECMO 支持治疗（必要时）、肠内营养、镇静镇痛、抗炎及并发症观察等一系列指标。患者院内应用创伤数据进行创伤救治质量的监督和提高主要通过单中心院内比较、多中心院际比较、临床诊疗干预措施评价、创伤评分等途径实现。

4. **其他** 若患者实施手术，则建议将每次手术的名称、持续时间、术后情况纳入数据库管理，此外，还有患者离院信息，包括住院时间、住院费用、结局（死亡、濒死出院、恶化出院、好转转院、好转回家）、GOS 预后评分、出院诊断及评分（ISS、TRISS、并发症诊断、基础疾病诊断、药物安全评估等）。

三、创伤数据库报告

创伤数据库报告支撑着决策制定和指导创伤中心的管理。大多数标准报告都是针对创伤中心的医疗计划并提供所需信息。完善的创伤中心质量管理包括创伤小组定期质量报告反馈会议，由数据管理员根据创伤登记得出部门创伤救治一般情况、流行病学特征及救治过程链中常规数据及异常数据的报告，并通过多学科联合反馈，来监督或调整创伤救治措施与流程，提高工作效率，改善患者结局。此外，创伤数据库也可用于不同创伤中心救治水平的比较，创伤患者基本流行病学资料、救治质量监控指标、创伤患者结局指标等可以图表的形式反馈至相应中心，这样的比较可以让每个创伤中心认识到自己的劣势和优势，通过不同中心间的交流合作，取长补短，促进创伤救治流程和技术的完善，提高创伤患者的救治质量。

四、创伤预后研究

创伤患者随访也是创伤数据库组成的重要部分，包括每次随访具体时间、预后评分、存活时间等，同时结合病死率、住院时间、健康相关的生命质量、慢性功能损伤等，借助"大数据"时代平台，使跨地域、多中心、大样本的疗效比较研究（comparative effectiveness research，CER）成为可能，并最终为创伤患者及时进行预防和治疗提供循证医学证据。

经过创伤工作者几十年的不懈努力，我国的创伤数据库研究与建设工作已初见规模，但总体而言，仍然处于起步阶段，面向全国不同级别创伤中心、创伤基地及相关救治医疗机构的全覆盖、信息共享创伤数据库尚未形成。现有的数据库更多在其职能范围辐射，具有一定代表性，但在普及操作便利性及创伤信息互通上表现不够理想。同时，作为创伤数据库建设的基本岗位人员——创伤数据师，在国内目前也还没有统一的认证和职责范畴。该岗位职责在第二章第二节中有相关阐述，无论采取哪种岗位模式，创伤数据师在上岗前需要接受系统的专业培训，包括公认的创伤登记课程和创伤评分课程，还包括引入或自行开发的创伤数据师资格认证考试，统一认证，创伤数据师每年应完成相应要求的专科创伤登记相关继续教育，规范管理，这也是不断探索适合国内创伤救治体系的创伤数据库建设的模式和方法，有助于促进我国创伤中心建设及创伤医学护理的发展。

【常见错误】
- 创伤数据库的建设除了反映创伤中心患者流行病学及救治情况，最主要是为持续改进救治流程与提升救治水平提供依据与支撑。
- 创伤数据师不仅仅是简单的数据录入和登记，更多的时间要对数据进行审计和质量报告，所以往往需要由有较高专科能力的人员担任，并且需要专职专科上岗，才能保证数据库的精准运行。

笔记

- 创伤数据库在没有全国统一普及的情况下并不阻碍其在各不同级别创伤中心或医疗机构的构建与运行，数据库内容构建需要一个由简单到复杂的过程。
- 创伤数据库中的内容不仅是医疗救治的质量控制，还关系到创伤患者从创伤发生到预后康复的整个过程，因此创伤护理的所有质量和时效指标也能在创伤数据库中体现。

（王　飒　陈水红）

 推荐扩展阅读文献

[1] 李辉,沈伟峰,马岳峰,等.创伤严重程度评分对不同等级医院创伤患者死亡率的预测价值[J].中华创伤杂志,2012,28(5):444-448.

[2] 江利冰,马岳峰,张茂.国内创伤救治中应重视"可预防性死亡"的应用[J].创伤外科杂志,2015,17(6):570-572.

[3] 江利冰,张茂.创伤数据库在创伤救治中的应用价值[J].创伤外科杂志,2017,19(3):231-234.

[4] 肖仁举,张连阳.创伤登记提升创伤中心救治能力[J].创伤外科杂志,2019,21(4):319-321.

[5] ZHANG Z. Big data and clinical research:focusing on the area of critical care medicine in mainland China [J]. Quant Imaging Med Surg,2014,4(5):426.

[6] HAIDER A H. Playing darts without a dart board:Why we need to create an International Trauma Data Bank(ITDB)[J]. Injury,2014,45(1):1-2.

笔记

第六章　气道与呼吸的管理

知识点

- 失血和低氧血症是创伤患者早期死亡的最常见原因。
- 气道管理的目的是改善低氧血症、保证重要脏器足够氧供，避免继发性损害发生，改善患者预后。
- 气道与呼吸管理应做到早评估、早预防、早干预。
- 气道评估应按"CHANNEL 原则"进行。
- 评估患者气道与呼吸情况后应分阶段进行气道开放与建立，原则是从无创到有创，从徒手到器械介入。
- 人工气道建立后采取集束化管理维持其功能和防治并发症。

第一节　创伤患者气道管理重要性

气道管理是创伤患者急救的基本技能，也是维持患者生命体征的重要手段，失血和低氧血症是创伤患者早期死亡的最常见原因，而在日常急救工作中的关注点往往是失血，忽视低氧血症，导致创伤患者因急性缺氧及创伤休克时意识障碍所致的误吸而造成死亡的严重后果。因此，对创伤患者强调气道与呼吸的管理具有重要意义。气道开放的目的是保障良好通气与氧合，有效的气道管理是院前创伤呼吸支持治疗的前提和基础，如果创伤患者不能给予足够的肺通气，以及敏感脏器缺血如心、脑等器官不能保持足够的氧合，会造成额外损伤，包括在初始创伤导致原发性脑损伤的基础上，造成继发性脑损伤。院内创伤患者的气道管理除气道评估、氧疗、人工气道的建立外，还包括人工气道的维护和撤除、呼吸支持治疗及人工气道并发症的防治等。近年来，创伤气道管理强调早评估、早预防、早干预。中国急诊气道管理协作组提出"优先维持通气与氧合，快速评估再干预，强化降阶梯预案，简便、有效、最小创伤"为原则的急诊气道管理专家共识。

笔记

第二节　创伤患者气道损伤的特点与评估

一、创伤气道损伤的特点

1. **气道直接损伤**　由于位置暴露，口腔颌面部及颈部损伤为创伤最常见的部位之一。一旦发生，可直接导致呼吸道损伤，造成结构异常、出血、分泌物聚积和异物存留等，进而导致气道梗阻，需紧急救治。

2. **气道损伤因素复杂**　随着建筑业及交通的飞速发展，气道损伤呈多样化和复杂化，以呼吸道贯通伤、冲击伤等机械伤最为常见，以热损伤最为严重，可迅速致呼吸道梗阻。

3. **自我保护能力受损**　因严重失血、颅脑损伤等导致意识障碍，伤病员气道自我保护能力受损而导致继发性气道问题，包括血凝块或分泌物清除不利，以及舌后坠致气道梗阻等。

二、按"CHANNEL原则"行气道评估

气道梗阻发生既可呈现急剧突发，也可表现为隐匿渐进，及时准确评估并采取相应急救措施，可改善患者预后，可按照"CHANNEL原则"进行评估。

C（crash airway，崩溃气道）：崩溃气道是指患者处于深度昏迷、濒临死亡、循环崩溃的状态，不能保证基本的通气氧合，需按紧急气道处置。

H（hypoxia，低氧血症）：首先需要纠正低氧血症。对于自主呼吸节律尚稳定的患者，可以经鼻导管或面罩进行氧疗；若自主呼吸不稳定或通气氧合情况仍不正常，需给予球囊面罩通气。如以上方法均不能纠正低氧血症时，可判断为紧急气道。紧急气道的处理重点在于尽快建立有效人工气道，按困难气道流程处理，必要时直接选用有创气道技术。

A（artificial airway，人工气道）：对于尚能维持通气氧合的患者，仍需根据情况判断是否需要建立人工气道。

N（neck mobility，颈部活动度）：气管插管需要调整体位至嗅物位以便提高插管成功率。关注患者有无合并颈部疾患，包括颈部活动受限、颈部损伤、颈部制动、体位配合困难等，此时应用直接喉镜插管难以充分暴露视野，增加气管插管难度，建议改用可视喉镜、支气管镜等其他可视化的插管技术。

笔记

N（narrow，狭窄）：各种原因导致气管内径减小甚至完全阻塞，包括气管外组织压迫（如肿瘤、局部肿胀、血肿）、气管内异物、气管自身病变（如局部放疗、瘢痕挛缩）等，会增加气管插管的难度。

E（evaluation，评估）：用 3-3-2 法则评估口轴、咽轴、喉轴三轴线的相关性，即张口大于 3 指，颏至下颌舌骨处大于 3 指，甲状软骨上窝至下颌舌骨处大于 2 指。也可采用改良的 Mallampati 进行分级，即 I 级可见软腭、咽腔、腭垂、咽腭弓；II 级可见软腭、咽腔、腭垂；III 级仅可见软腭、腭垂基底部；IV 级看不见软腭。

L（look externally，外观）：快速观察外观，颈部短粗等特征。

第三节　创伤患者气道管理技术与方法

气道管理的核心技术是保护气道和开放气道，其目的是保证良好通气和氧合，以最小损伤为主要原则，建立阶梯预案。

一、第一阶梯：徒手方法阶梯

1. **特殊体位**　体位是开放气道的基础，没有正确的体位，气道的开放就难以实施和维持。现场急救时如患者有大量分泌物或呕吐物导致影响通气时，应将其置于复原卧式；搬运时则需改为平卧头侧位，以防止气道误吸；肥胖颈短患者及颌面颈部创伤患者宜半卧位，以减轻喉咽部软组织对气道的压迫；伴有血气胸患者应患侧卧位；高月龄孕妇在用三角垫置于左侧卧位的同时要注意调高头肩部位置。

2. **徒手开放气道**　开放气道，保持呼吸道通畅。确定无颈椎损伤的患者，采用仰头举颏法或仰面抬颈法开放气道（图 6-1，图 6-2）。未能排除颈椎损伤的患者采用双手托颌法或仰头提颏法（图 6-3，图 6-4）。

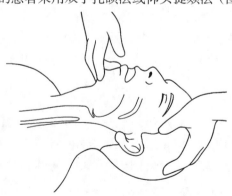

图 6-1　仰头举颏法

笔记

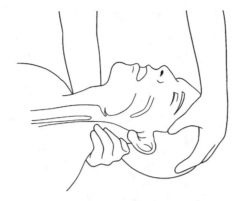

图 6-2 仰面抬颈法

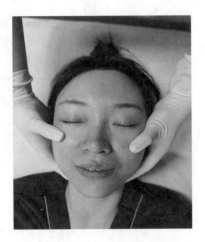

图 6-3 双手托颌法

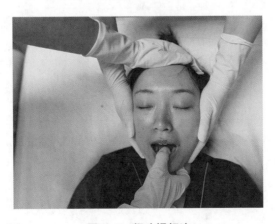

图 6-4 仰头提颏法

3. 胸背按压 对仰卧位患者实施胸前按压本身即可以产生一定的胸廓运动，产生一定的气体通气，利于气体交换，对于俯卧位患者同样也可以得到相应的通气。但不是长期、可靠、可控的气体支持方法，需要迅速改用其他方法。但在没有条件时，亦是肺功能良好患者的徒手呼吸支持方法。

4. 面罩球囊通气 即简易呼吸器通气，适用于现场心肺复苏和气道结构完整的伤病员进行短时间的辅助通气，可配合手法开放气道进行（图6-5）。面罩球囊通气可分为4级，见表6-1。

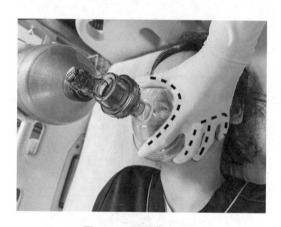

图6-5 面罩球囊通气

表6-1 面罩球囊通气分级

分级	定义	描述
1级	通气顺畅	仰卧嗅物位，单手扣面罩即可获得良好通气
2级	轻微受阻	置入口咽/鼻咽通气道单手扣面罩；或单人双手托下颌扣紧面罩，即可获得良好通气
3级	显著受阻	以上方法无法获得良好通气，需要双人加压辅助通气；能够维持 $SpO_2 \geqslant 90\%$
4级	通气失败	双人加压辅助通气下不能维持 $SpO_2 \geqslant 90\%$

二、第二阶梯：氧疗支持阶梯

1. 声门上气道支持 分为非侵入性和侵入性两种。

（1）非侵入性气道支持：口咽通气道最大的优点是可以解决舌根下坠问题，其导管内径较粗，便于引流和吸引。但其对喉咽部刺激较大，

笔记

适用于无意识、无咳嗽及呕吐反射的患者。注意选择适当的型号及正确的置入方法，否则反而会将舌根挤向咽后壁，造成气道梗阻。置入时动作切忌粗暴，以免损伤黏膜。常用的置入方法有反向插入法和舌拉钩或压舌板置入法（图 6-6）。

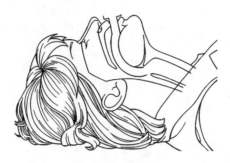

图 6-6　口咽通气道

鼻咽通气道适用于牙关紧闭的患者、昏迷程度不深有一定的咳嗽及呕吐反射的患者。选择合适型号的鼻咽通气道，从耳垂至鼻尖的距离或从鼻尖至外耳道口的距离为长度。将鼻咽通气道的弯曲面对着硬腭放入鼻腔，随腭骨平面向下推送至硬腭部，直至在鼻咽部后壁遇到阻力。在鼻咽部，鼻咽通气道必须弯曲 60°～90° 才能向下到达口咽部。将鼻咽通气道插入至足够深度后，如果患者咳嗽或抗拒，应将其后退 1～2cm。为防止将鼻咽通气道误插入颅底骨折患者颅内，伴有严重颌面部损伤的患者应慎用（图 6-7）。

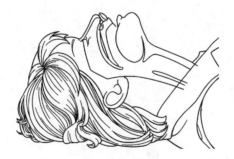

图 6-7　鼻咽通气道

（2）侵入性气道支持：喉罩即带套囊的喉周封闭器气道，与面罩通气相比可明显减少胃胀气和反流，并可提供与气管插管近似的通气。特别是当抢救者插管技能有限或伴有颈椎损伤时更具优势（图 6-8）。

笔记

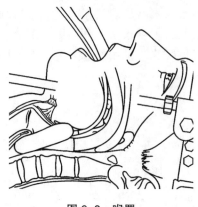

图 6-8 喉罩

食管气管联合导管适用于不易气管插管患者及有寰枢关节半脱位的禁忌使用气管插管的患者，特别是解剖学异常造成困难气道的患者。食管气管联合导管具备与气管插管相似的通气效果，但采用联合导管通气时，急救者须准确判断导管进入气管还是食管，判断错误可能造成严重的后果。食管气管联合导管的咽部气囊比较僵硬，且其导管末端硬挺，插入时可能导致食管损伤、穿孔、气胸和皮下气肿（图 6-9）。

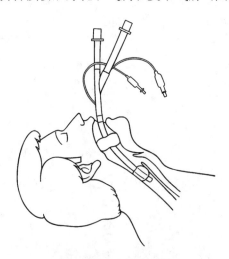

图 6-9 食管气管联合导管

喉管与食管气管联合气道类似，但由于前段的特殊设计喉管只能进入食管，使操作更简单，通过培训的急救者采用喉管现场通气成功率高。

2. 声门下气道支持 气管插管为主要的声门下气道，困难气道是院外插管主要问题之一。若抢救者插管技能差，插管位置监测不到位极易造成患者发生并发症，尤其是患者在院前移动时，增加出现导管误插、移位及阻塞等的可能性，当急救者见到气管导管经声带，正压通气时胸廓出现起伏听诊显示导管到位，仍应采用呼气末二氧化碳监测仪随时确定气管插管位置。在经济条件允许下，一些先进设备开始在院前开展，如便携式可视喉镜、光棒、插管探条、插管型喉罩等（图6-10）。

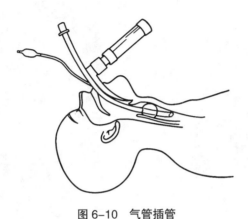

图6-10 气管插管

三、第三阶梯：有创气道阶梯

1. **环甲膜/气管穿刺**　适用于急性喉阻塞，尤其是声门区阻塞、严重呼吸困难、来不及建立人工气道的患者。环甲膜穿刺的关键在于及时，每个急救车都应配备相关器材随时备用。另外，穿刺针的口径和成功后的气道连接也十分重要（图6-11，图6-12）。

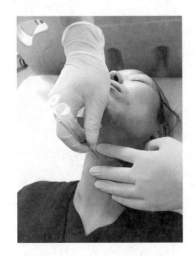

图6-11 环甲膜穿刺1

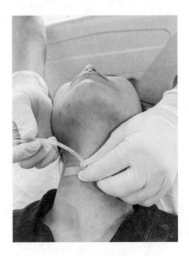

图6-12 环甲膜穿刺2

2. **环甲膜切开术** 环甲膜穿刺口径较小，通气效果维持短暂。如有条件可先行环甲膜切开手术，待呼吸困难缓解后，再入院做常规气管切开术。手术时应避免损伤环状软骨，以免术后引起喉狭窄。环甲膜切开术后的插管时间，一般不应超过 24 小时（图 6-13，图 6-14）。

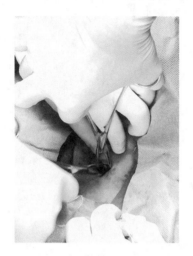

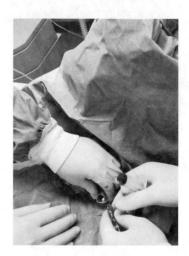

图 6-13 环甲膜切开术 1　　　　　图 6-14 环甲膜切开术 2

3. **经皮气管切开** 由于条件限制，院外不宜开展常规气管切开术。而经皮扩张气管切开术是一种微创的、快捷的急救技术，操作方便简单，手术时间短，并发症少，适合于危重患者的院前抢救，尤其是处理困难气道、需要紧急气管切开的患者，在院前气道管理中有很大的应用价值（图 6-15，图 6-16）。

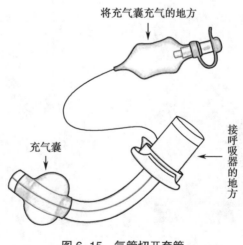

将充气囊充气的地方

充气囊

接呼吸器的地方

图 6-15 气管切开套管

笔记

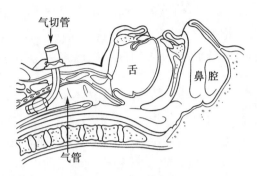

图 6-16　经皮气管切开

四、第四阶梯：机械通气阶梯

1. **呼吸器 / 简易呼吸机类**　建立气道后，依病情或条件可以给予呼吸器 / 简易呼吸机进行呼吸支持，此类器械的特点是，多以氧气为动力源，携带方便，适于院外；支持时间短，效果不如常规呼吸机。

2. **常规呼吸机类**　适用于呼吸机支持的急危重症患者，应使用功能齐备的常规呼吸机，以满足患者在不同条件下的呼吸支持需要。智能化呼吸机的出现，代表了机械通气的又一进展，它可提供从完全机械通气到部分机械通气的一系列呼吸方式；并能可靠地监测多项呼吸参数，但这些呼吸机能否发挥其真实功效，更重要的在于临床医务工作者的机械通气知识、呼吸生理及疾病病理生理知识。

第四节　创伤患者人工气道建立后管理

1. **确定气管插管位置**　通过呼气末 CO_2 监测、胸部正位 X 线、常用体格检查、食管探测器、床旁 B 超等确定气管插管位置。

2. **妥善固定人工气道**　气管插管的固定可用两根防水胶布在导管上交叉固定或在口唇周围使用专用气管导管固定装置。气管切开使用导管固定带进行固定，松紧以容纳一手指为宜。经口气管插管者由于口腔分泌物易流出，造成胶布松动，应密切观察并及时更换。每日评估是否需要四肢约束，在增加患者舒适度的情况下避免意外拔管。

3. **保持呼吸道通道**　及时清除呼吸道及套管内分泌物，避免痰液形成结痂阻塞气道，并观察痰液颜色、性质及量，如痰液转为脓性、量明显增加提示肺部感染的可能，痰液变为稀薄且伴有血性改变则提示容量过负荷的可能。在高颅压和血压不稳定的情况下，强烈的气道刺激可能引发继发性脑损伤，吸痰操作应按需进行。及时吸出口、鼻腔内分泌物。吸痰时应严格执行无菌操作；吸痰前后应给予 100% 的氧气吸入 2～3 分钟；每次吸痰动作轻柔、时间不超过 15 秒；吸痰期间应密切观察生命体征的变化。

4. 合理气道温湿化 吸入干冷的气体会导致如痰液变干、气道阻力增加、纤毛转运清理功能障碍、产生痰痂、堵管等一系列问题，机械通气的患者应采用主动加温湿化系统，吸入气体应该在 "Y" 形管处保持相对湿度 100%，温度为 37℃。无须机械通气的人工气道患者则采用人工鼻，人工鼻是一种被动的温湿化方式，能保存回收部分气道的热量和水分，至少 24 小时需更换一次。

5. 预防呼吸机相关性肺炎 每日评估导管留置必要性；在病情允许的情况下，调整患者为仰卧位，抬高床头 30°～45°；每日行口腔护理 4～6 次；合理使用镇痛镇静药物，使患者能够充分耐受人工气道的不适和气道内吸引导致的刺激；每天在患者自主觉醒的状态下进行自主呼吸训练；维持气囊内压力在 25～30cmH$_2$O，每 6 小时监测一次，当患者体位改变后，需重新测量气囊压；尽量将患者血糖维持在 6.1～7.8mmol/L；根据患者病情，尽量避免使用抑酸制剂；常规不更换呼吸机管道，但当呼吸机管道有可见污染时进行更换；及时倾倒呼吸机冷凝水；使用具备声门下分泌物引流装置的气管导管，清除气囊上方分泌物；尽早开展肠内营养；病情允许情况下，提供早期肺部康复。

6. 心理护理 及时与患者沟通，进行健康宣教，病情缓解后，教会患者使用手势或其他方式表达意愿，以书面代替谈话。向患者及家属进行宣教，说明气管插管的重要性及非计划拔管的严重性及危险性。对有意识障碍患者的家属说明肢体约束的重要性，使其理解，积极配合治疗。

（梁泽平 姚 娟）

推荐扩展阅读文献

[1] 陈志,张雁,张进军.创伤院前急救的气道管理[J].创伤外科杂志,2012,14(4):382-384.

[2] 中国急诊气道管理协作组.急诊气道管理共识[J].中国急救医学,2016,36(6):481-485.

[3] 全军麻醉与复苏学专业委员会.战创伤救治气道管理指南[J].临床麻醉学杂志,2019,35(11):1129-1132.

笔记

[4] 谭颖徽. 颌面部现代创伤弹道学特点和火器伤救治原则[J]. 中华口腔医学杂志,2004,39(1):27-29.

[5] 龚维熙. 现代战争耳鼻咽喉头颈创伤的急救[J]. 人民军医,2006,49(9):504-506.

[6] 梅华锋,程强,姜富容. 颅脑合并胸腹部等部位损伤的救治总结[J]. 中国医药导刊,2013(S1):118-119.

[7] 何忠杰,彭国球,张宪,等. 急诊呼吸支持抢救流程指南——呼吸阶梯化管理[J]. 中国危重病急救医学,2005,17(8):491-495.

[8] 何忠杰. 呼吸的阶梯化管理——狭义白金十分钟急救基础技术介绍[J]. 世界急危重病医学杂志,2007,4(1):1672-1676.

[9] 孙丽娟,赵长海. 肠内营养联合合生元制剂预防危重症患者呼吸机相关肺炎的前瞻性随机对照研究[J]. 肠外与肠内营养,2019,26(3):150-155.

[10] 郑月月,倪朝民,吴鸣,等. 早期综合肺康复干预对有创机械通气患者呼吸机相关性肺炎的预防效果观察[J]. 中华物理医学与康复杂志,2019,41(6):453-457.

[11] 王婧,桑丽云,商临萍. 床头抬高30°～45°对多种临床指标的影响[J]. 护理研究,2020,34(4):704-707.

[12] 唐梦琳,张顺基,杨翠. 机械通气带加热丝呼吸回路湿化效果分析[J]. 护士进修杂志,2011,26(13):1202-1204.

[13] 车国卫,吴齐飞,邱源,等. 多学科围手术期气道管理中国专家共识(2018版)[J]. 中国胸心血管外科临床杂志,2018,25(7):545-549.

[14] 中华医学会神经外科学分会,中国神经外科重症管理协作组. 中国神经外科重症患者气道管理专家共识(2016)[J]. 中华医学杂志,2016,96(21):1639-1642.

第七章 创伤休克评估、监护与复苏

 知识点

- 常见的休克类型中，创伤休克最常见的是由于出血引起的低血容量性休克，另外包括心源性休克、分布性休克和梗阻性休克。

- 有效的监测（包括一般监测和血流动力学监测）可以对创伤休克患者的病情和治疗做出最快的反应，通过辅助床旁摄片和 FAST 评估等手段对于发现气道、呼吸、循环等主要问题有帮助且必要。

- 创伤失血性休克患者的基本治疗措施包括控制出血、保持呼吸道通畅、通道建立、液体复苏、体温管理、镇痛、炎症管理及其他对症治疗，同时注意观察各项指标。

- 创伤患者液体复苏中注意通路及型号选择，在通过液体复苏恢复血压但尚未行治疗性手术止血前，患者仍存在较高出血风险，过量的液体可加剧创伤死亡三联征的发展，并激活炎症级联反应。因此，在确定性止血前遵循限制性复苏原则，平衡脏器灌注基本需求及再出血风险之间的矛盾就显得尤为重要。

- 创伤后体温过低使创伤患者对输血、输液的反应性较正常体温时要大，从而也影响酸碱平衡及凝血功能。因此，尤其对于严重创伤伴有出血的患者，预防及治疗体温过低非常关键。对于中重度低温患者，首选中心、主动复温，可采用中心导管联合热空气毯等组合方式进行持续加温以达到目标体温。

- 创伤患者启动大剂量输血时，需要早期输注红细胞、血浆、血小板，并减少晶体液的摄入。输注的血制品间需要有一定的比例，目前采用美国指南推荐红细胞:血浆:血小板比例为 1:1:1。

- 休克治疗总目标是采取个体化措施改善微循环及氧利用障碍，恢复内环境稳定。而不同阶段治疗目标应有所不同，并监测相应指标。

- 基于循证指南的多学科策略是改善创伤失血性休克预后的关键。

 笔记

80

第一节　常见休克种类

休克（shock）是指机体有效循环血量减少、组织灌注不足所导致的细胞缺氧和功能受损的综合病症。各种类型休克的共同特点是有效循环血量锐减。休克不是一个单独的病理过程，并没有特定的病因和治疗方法，它是一个复杂的生理紊乱过程，可以源于多种疾病包括创伤。因此，休克不单是通过脉搏、血压或心功能来判断，也不能仅理解为血容量减少或血压降低。休克能够影响整个机体，甚至在组织、细胞水平，即使在正常血流动力学的情况下也可能发生休克。必须通过细胞生理学来认识休克时机体的微妙变化，由此来准确地评估休克的严重程度。

休克的病因多种多样，主要包括失血与失液、创伤、烧伤、感染、过敏、急性心力衰竭、强烈的神经刺激等。分类方法也不断更新，目前把休克分为低血容量性休克、心源性休克、分布性休克和梗阻性休克等四类。创伤患者发生休克时往往呈现出 2 种或 2 种以上的休克表现。

一、低血容量性休克

（一）概述

低血容量性休克（hypovolemic shock）是指因大量出血或体液丢失，导致有效循环血量降低引起的临床综合征，是急诊临床常见的休克类型。低血容量性休克大多由于出血所致。由大血管破裂或脏器出血引起的亦称为失血性休克，通常在迅速失血超过总血量的 20% 时发生。

（二）病因

低血容量性休克的主要死因是组织低灌注及大出血、感染和再灌注损伤等原因导致的多器官功能障碍综合征。由于循环血量减少，创伤所致的组织损伤能加重休克，组织损伤导致微栓子、炎症反应，影响凝血功能。

二、心源性休克

（一）概述

心源性休克（cardiogenic shock）是指在血容量充足的情况下，心排血量降低和循环灌注减少，从而导致组织低氧血症的临床综合征，指以心脏泵血功能障碍为特征的急性组织灌流量不足而引起的临床综合征。

（二）病因

不同的心脏异常均能引起心源性休克，常见原因有急性心肌梗死、钝性心肌损伤、严重的主动脉瓣或肺动脉瓣狭窄伴有心动过速。

三、分布性休克

（一）概述

分布性休克指由于外周血管扩张，血管床容量增加，大量血液淤滞在扩张的小血管内，使有效循环血量减少而引起休克。

（二）病因

引起的分布性休克原因包括感染性、神经源性、过敏性、急性肾上腺功能不全等。典型的神经源性休克没有心动过速、皮肤血管收缩或脉压变小表现。损伤后不久因感染引起的休克并不常见，但如果患者到达急诊室之前已经经历了数小时，并且伴随有穿透性腹部损伤和腹腔遭肠道内容物污染，其发生脓毒性休克的概率就较高。

四、梗阻性休克

（一）概述

梗阻性休克指血液循环的主要通道（心脏和大血管）受到机械性梗阻所引起的休克。

（二）病因

梗阻原因以肺动脉栓塞、心脏压塞和张力性气胸最为常见。心脏压塞最常发生于穿透性胸部创伤，但也可在胸部钝性损伤后发生。张力性气胸与心脏压塞表现类似，但表现为呼吸音消失，气管偏移。

五、创伤性休克

（一）概述

创伤性休克亦被称为第五类休克，是严重的多发性创伤中引起的独特休克状态，始于多发创伤（通常是钝器损伤），继发于内源性危险信号触发的系统性炎性反应综合征，通常以多器官功能障碍综合征和死亡告终。该类型的休克代表损伤后的联合打击造成严重的低灌注，而当单独作用时却不足以造成休克。

鉴于创伤性休克的多样性和复杂性，休克的临床症状发展速度和临床症状的根本原因之间存在明显不匹配。血压急剧下降可能似急性出血的表现，但诊断结果可能显示有限出血区域甚至没有出血。全身性血管扩张提示败血症或脓毒血症的发生，但是找不到感染源，受伤早期发作的全身性血管扩张使感染的可能性降低。没有单一的神经源性、心源性或过敏性原因足以解释目前的休克状态。当用晶胶体、血液和血管加压药维持器官灌注时，仍会出现急性呼吸窘迫综合征（acute respiratory distress syndrome，ARDS），如果这种休克状态持续不减，可能会发生多器官功能衰竭，并且，用抗炎性细胞因子抵抗内炎性激增的内在系统性反应会使免疫系统变得脆弱，增加了感染和败血症发生的概率。

（二）病因

创伤性休克多见于严重创伤，如大面积撕脱伤、烧伤、挤压伤、全身多发性骨折或大手术，包括失血量小但伴有软组织损伤、骨折或挤压伤以及合并低血容量性休克、神经源性休克、心源性休克、梗阻性休克，造成促炎性细胞因子急骤活化。

第二节　创伤性休克病理生理特点

有效血容量减少、组织灌注不足、微循环障碍是各种休克形成的共同基础。创伤性休克的病理生理变化包括血容量与血管容积的不匹配，造成外周组织灌注不足，从而引起微循环变化、氧代谢动力学异常、炎症反应、凝血障碍及内脏器官的继发性损害。ARDS的发展可能是多发伤后创伤性休克进展SIRS阶段最明显的临床标志之一。

一、微循环变化

创伤性休克最根本的病理生理改变是失血或继发于原发性促炎性细胞因子大量释放后全身血管舒张所致的微循环功能障碍，尤其是重要脏器微循环改变。导致微循环功能障碍的主要机制包括触发免疫应答及失控的炎症反应，引起血管内皮损伤、毛细血管渗漏、循环容量减少，最终导致组织灌注不足、细胞缺氧；内皮损伤引起凝血系统激活，微血栓形成，阻塞毛细血管及血管舒缩功能障碍，加重组织缺血缺氧；创伤所致持续或强烈的刺激影响神经内分泌功能，导致反射性血管舒缩功能紊乱，加剧微循环障碍。

二、氧代谢动力学异常和细胞代谢改变

氧代谢动力学异常即氧供应与氧消耗的不平衡，血乳酸升高间接反

83

映了微循环低氧及组织细胞缺氧。

三、创伤性炎症反应与凝血障碍

创伤失血性休克早期，在致伤因子的刺激下驱动全身免疫反应的发生局部可出现炎症反应。若引发失控性炎症反应与组织损害，会造成凝血功能障碍。

四、内脏器官的继发性损害

创伤失血性休克引发全身炎症反应综合征较常见，钝性组织损伤导致受损的上皮释放出三磷酸腺苷，激活补体系统，导致大量的促炎性免疫细胞因子，直接导致全身性血管舒张和氧气使用异常，随后发生继发性低血容量状态，并且最终器官的灌注不足导致进一步局部缺血，是造成多器官衰竭的重要病理基础。

第三节　创伤休克评估与监测

一、创伤性休克的评估与快速识别

创伤性休克的早期评估与快速识别主要是根据致伤机制、组织低灌注临床表现及血乳酸水平等临床指标降低来进行判断，评估患者是否存在休克、休克的程度及快速识别休克的原因。

（一）致伤机制

不同类型的致伤机制能够导致相应的部位及器官损伤，尤其对于一些特异性损伤，需防止其隐匿性特征的风险。在早期致伤机制评估中发现存在的致命性损伤，可降低后续救治的风险。

（二）临床表现

1. **休克代偿期**　即休克早期，也称为缺血性缺氧期。由于机体对有效循环血容量减少的早期有相应的代偿能力，此期如果及时正确处理，则休克可以得到纠正，否则，患者病情继续加重，进入休克进展期。

2. **休克进展期**　即休克中期，又称为淤血性缺氧期、休克失代偿期，为休克早期患者因微血管持续痉挛、组织长期缺氧未得到有效纠正发展而来。此期如果处理正确，休克仍是可逆的。否则，进一步恶化进入休克难治期。

3. 休克难治期 即休克晚期，又称为不可逆休克期。此期的临床特点是微循环出现不灌不流，即在输血补液后，微循环灌流量无明显改善。组织细胞缺血缺氧进一步加重。此期休克治疗十分困难，甚至不可逆导致死亡。成人低血容量性休克按照分期有不同的临床表现和程度（表 7-1）。

表 7-1 成人低血容量性休克的临床表现和程度

分期	程度	神志	口渴	皮肤色泽	皮肤温度	脉搏	血压	尿量	估计失血量
休克代偿期	轻度	意识清楚，紧张痛苦表情	口渴	开始苍白	正常发凉	100 次 /min 以下	收缩压正常或稍升高，舒张压增高，脉压缩小	正常	20% 以下（800ml 以下）
休克进展期	中度	意识清楚，表情淡漠	很口渴	苍白	发冷	100～120 次 /min	收缩压为 90～70mmHg，脉压小	尿少	20%～40%（800～1 600ml）
休克难治期	重度	意识模糊，甚至昏迷	非常口渴	显著苍白，肢端青紫	厥冷	细速、弱，摸不清	收缩压 70mmHg 以下或测不到	尿少或无尿	40% 以上（1 600ml 以上）

（三）量化指标

1. 休克指数 休克指数是脉搏与收缩压的比值，是反映血流动力学的临床指标之一。可用于失血量粗略评估及休克程度分级。休克指数增大的程度与失血量成正相关性。当休克指数≥1.0，失血量在 20%～30%，休克程度为血容量减少；休克指数≥1.5，失血量在 30%～50%，休克程度为中度休克；休克指数≥2.0，失血量在 50%～70%，休克程度为重度休克。

2. 失血程度分级 综合评估心率、血压、呼吸频率、尿量、神经系统症状等对创伤失血性休克程度进行分级（Ⅰ、Ⅱ、Ⅲ、Ⅳ级）。Ⅰ级：失血量<750ml，失血量占容量比例<15%，心率<100 次 /min，血压可正常，呼吸频率14～20次 /min，尿量>30ml/h，神经系统症状为轻度焦虑；Ⅱ级：失血量 750～1 500ml，失血量占容量比例 15%～30%，心率>

100次/min，血压可下降，呼吸频率20～30次/min，尿量20～30ml/h，神经系统症状为中度焦虑；Ⅲ级：失血量1500～2000ml，失血量占容量比例30%～40%，心率>120次/min，血压可下降，呼吸频率30～40次/min，尿量5～15ml/h，神经系统症状为焦虑、恍惚；Ⅳ级：失血量>2000ml，失血量占容量比例>40%，心率>140次/min，血压可下降，呼吸频率>40次/min，无尿，神经系统症状为恍惚、昏睡。

3. 休克相关的血流动力学模式　不同类型的休克模式表现的血流动力学状态不同，具体变化取决于直接致病因素（表7-2）。

表7-2　创伤性休克的血流动力学表现

	分布性	创伤性	低血容量性	心源性	梗阻性
心排血量	↑ ↔	↑ ↓ ↔	↓	↓	↓
平均动脉压	↓ ↔	↓ ↔	↓	↓	↓
中心静脉压	↓ ↔	↓ ↔	↓	↑ ↓	↑ ↔
肺动脉压	↑	↑ ↓	↓	↑	↑
肺动脉阻塞压	↓ ↔	↔ ↓	↓	↑	↓ ↔ ↑
全身血管阻力指数	↓	↑ ↓	↑	↑	↑
温暖/寒冷	温暖	冷/温暖	冷	冷	冷
脉压	↑	↑	↓	↓	↓

↔表示没有变化；↓表示下降；↑表示上升。

（四）动态评估

有效的监测可以对创伤性休克患者的病情和治疗反应做出正确、及时的评估和判断，有利于指导和调整治疗计划、改善患者预后，创伤失血性休克患者伤情常具有隐匿性、变化快、进展快等特点，因此，在严密动态观察临床表现的同时，需尤其强调对前述重要指标进行动态和反复持续的评估。

二、创伤休克的监测

创伤患者的休克可分为失血性休克和非失血性休克。非失血性包括梗阻性休克，如心脏压塞、张力性气胸等；以及心源性休克，分布性休克。膈肌以上损患者因心功能受限，可能有脏器灌注不足的表现。

1. **一般临床监测** 包括皮温与色泽、血压、脉搏、呼吸、体温、心率、尿量和精神状态等监测指标。精神状态能反映脑组织关注情况。肢体温度、色泽能够反映体表灌流情况，皮温下降、皮肤苍白、皮下静脉塌陷的严重程度取决于休克的严重程度。脉搏细速出现在血压下降之前，休克初期由于代偿性血管收缩，血压可能保持或接近正常。目前一些研究认为，维持平均动脉压（mean arterial pressure，MAP）在 60 ～ 80mmHg 比较恰当。尿量是反映肾灌注较好的指标，可以间接反映循环状态。当尿量≤0.5ml/（kg·h）时，应继续进行液体复苏。

2. **有创血流动力学监测**

（1）MAP 监测：有创动脉血压（invasive blood pressure，IBP）较无创动脉血压（non-invasive blood pressure，NIBP）高 5 ～ 20mmHg。持续低血压状态时，NIBP 测压难以准确反映实际大动脉压力，而 IBP 测压较为可靠，可保证连续观察血压和即时变化。

（2）中心静脉压（central venous pressure，CVP）和肺动脉楔压（pulmonary arterial wedge pressure，PAWP）监测：CVP 是最常用的、易于获得的监测指标，与 PAWP 意义相近，可用于监测前负荷容量状态和指导补液。

（3）肺动脉压（pulmonary artery pressure，PAP）和肺动脉阻塞压（pulmonary artery obstruction pressure，PAOP）监测：PAOP 有助于了解肺静脉、左心房和左心室舒张末期压力，反映肺动脉循环阻力情况。

3. **氧代谢监测**

（1）动脉血气分析：根据动脉血气分析结果，可鉴别体液酸碱紊乱性质，及时纠正酸碱平衡，调节呼吸机参数。碱缺失与血乳酸结合是判断休克组织灌注较好的方法。

（2）动脉血乳酸监测：动脉血乳酸浓度是反映组织缺氧的高度敏感指标之一，动脉血乳酸增高常较其他休克征象先出现。血乳酸>2mmol/L 的创伤失血性休克患者病死率显著升高，住院时间延长。血乳酸 2 ～ 4mmol/L 及>4mmol/L 的患者 28 天死亡风险分别是<2mmol/L 患者的 3.27 倍和 4.87 倍。

4. **实验室监测**

（1）血常规监测：动态观察红细胞计数、血红蛋白（Hb）及血细胞比容（HCT）的数值变化，可了解血液有无浓缩或稀释。有研究表明，HCT 在 4 小时内下降 10% 提示有活动性出血。

（2）凝血功能监测：常规凝血功能监测包括血小板计数、凝血酶原时间（PT）、活化部分凝血活酶时间（APTT）、国际标准化比值（INR）和 D- 二聚体等。对创伤失血性休克患者凝血功能进行早期和连续性监测，有条件者应用血栓弹力图可进行更有效的监测。

（3）电解质监测与肾功能监测：对了解病情变化和指导治疗十分重要。

（4）炎性因子：C 反应蛋白、白介素 -6 等是反映创伤后炎症反应程度的敏感指标，与患者伤情密切相关，有条件时可进行监测。

（5）肝功能：血清转氨酶、血氨等指标变化提示肝细胞功能受损及肝功能衰竭情况。

5. **影像学监测**　存在血流动力学不稳定者应尽量限制实施诊断性的影像学检查。创伤重点超声评估是一种重要的床边快速 B 超检查方法，但其阴性并不能完全排除腹腔内和腹膜后出血。对怀疑存在出血的患者，如果血流动力学稳定或对容量复苏有反应，应尽快进行 CT 扫描；同时对于有条件进行床旁快速 DR 诊断的创伤复苏单元，胸片及骨盆平可以作为快速诊断相关部位创伤损伤的手段，也为一部分因为病情原因无法进行转运的患者提供了综合判断的方法。

第四节　创伤休克复苏

一、复苏原则

从创伤发生开始，创伤性休克综合征被视为具有特定时间并发症的病理生理学时间线。随着综合征的发展，免疫调节剂的组合也会发生变化，导致的病理功能也会发生变化。对创伤患者应优先解除危及生命的情况。对于创伤性休克患者，基本治疗措施包括识别控制出血、保持呼吸道通畅、快速建立静脉通道、限制性容量复苏、镇痛及其他对症治疗，同时重视救治过程中的损伤控制复苏策略，如可允许性低血压、输血策略、预防体温过低、创伤凝血病等。

二、复苏措施

1. **病因治疗**　休克所导致的组织器官损害的程度与容量丢失量和休克持续时间直接相关，所以，尽快纠正引起容量丢失的病因是治疗低血容量休克的基本措施。有少数休克可能继发于心脏压塞、张力性气胸、脊髓损伤或钝性心肌损伤，这使低血容量性复杂化。创伤失血性休克的处理，首先就是要迅速识别和控制出血，尽可能缩短创伤至接受决定性手术的时间能够改善预后，提高存活率。发生穿透性或钝性胸部损伤时可能发生心脏压塞，最佳的处理方式是开胸手术，当开胸手术不能实施时，心包穿刺可以作为暂时的处理办法。如果出现急性呼吸窘迫、皮下气肿、呼吸音消失、叩诊呈过清音及气管移位时便支持张力性气胸的诊断，此时应立即胸腔穿刺减压而不必等 X 线诊断。

2. **气道管理**　安全的气道管理是创伤失血性休克患者救治的前提和基础，对于创伤性休克患者来说，如果自身不能维持其气道通畅及有效通气，快速诱导麻醉插管是保证气道安全的方法。在院前环境下如不能进行麻醉诱导插管，建议使用声门上气道设备，如喉罩。如果气道反射存在或声门上气道装置不能置入，则应使用基本的徒手气道支持手法，徒手开放气道时应注意患者有无颈椎损伤，伴发颜面损伤或格拉斯哥评分<8 分时脊柱损伤的危险性大大增加。

3. **循环通路建立与液体复苏**

（1）循环通路选择：首选外周大静脉，尤其对于血流动力学不稳定性骨盆骨折、高处坠落、机器牵拉绞伤等容易引起大出血的情况，若建立外周静脉不成功，则应尽早建立骨髓腔内输液通路。对于<14 岁的儿童患者，如预期建立外周静脉有困难，则应首选骨髓腔通路。在院内有条件的情况下，在保证有通畅通路的同时，应尽早建立中心静脉通路。

（2）输血与液体治疗：创伤性休克活动期出血患者通常出血量较大，应及早进行快速输血维持血容量，改善微循环灌注，保证主要脏器的氧供。建议通过生理学指标（包括血流动力学状态，对即时容量复苏的反应情况）来启动大出血抢救预案。输血及输注血制品在低血容量休克中应用广泛。在补充血液制品时，并非需要全部补充血细胞成分，也应考虑到凝血因子的补充。同时，应该认识到输血也可能带来的一些不良反应甚至严重并发症。在严重创伤出血成年患者，预计需要启动大剂量输血协议（预计入院 24 小时内需要输注>10 个单位的红细胞），笔者建议使用大量输血 / 损伤控制复苏方案将血浆与血小板和红细胞的比例设定为高比例，建议 1:1:1 的血浆:红细胞:血小板或 1:1 的血浆:红细胞（以上 1:1:1 不能实现时）。儿童患者，血浆与红细胞的比例仍建议为 1:1，但是要基于儿童的全身血容量进行计算。

在院内对活动性出血的患者原则上不建议使用晶体液补液，低血容量休克时若以大量晶体液进行复苏，可以引起血浆蛋白的稀释以及胶体渗透压的下降，同时出现组织水肿，输入晶体液会导致稀释性凝血病发生，同时还增加了发生 ARDS 和 MOF 等的并发症风险。但在院前无法获取成分血或全血的情况下，对活动性出血的患者可应用等渗晶体液进行扩容治疗。考虑对机体止血的不良影响，以及大分子对肾功能影响等原因，胶体也建议限制使用。

（3）限制性液体复苏：建议对存在活动性出血的患者，使用限制性容量复苏策略，直至已确定完成早期出血控制。在院前环境下，进行容量复苏以使大动脉搏动维持在可明显感知状态，一般以维持收缩压 80mmHg 或可触及桡动脉搏动为目标（SBP 达到 60mmHg 可触及颈动脉，70mmHg 可触及股动脉，80mmHg 可触及桡动脉）。针对失血性休克和创伤性脑损伤并存患者，如失血性休克为主要问题，应持续进行限制性容量复苏；如合并严重颅脑损伤（GCS≤8 分），则进行相对宽松的限制性容量复苏以维持脑血流灌注，维持平均动脉压 80mmHg 以上。

4. **控制出血**　对于开放性四肢损伤存在危及生命的大出血，在外科手术前推荐使用止血带且应该标明使用时间。当骨盆受到高能量钝性损伤后怀疑存在活动性出血时，应使用骨盆外固定带来固定骨盆，根据病情评估后续进行骨盆外固定支架或填塞止血。当创伤性休克患者存在或怀疑存在活动性出血时，应尽快静脉使用氨甲环酸，防治创伤性凝血病。首剂 1g（≥10min），后续 1g 输注至少维持 8 小时。如果创伤性休克患者受伤超过 3 小时，避免静脉使用氨甲环酸，除非有证据证明患者存在纤溶亢进。同时，若出血休克的患者之前使用了影响凝血功能的药物，应快速逆转抗凝血药的作用，需立即使用凝血酶原复合物等药物来逆转拮抗剂的作用。为避免使用新型口服抗凝血药的患者发生创伤后致命性出血，建议给予凝血酶原复合物；如果纤维蛋白原水平正常，血栓弹力图监测提示凝血启动延迟时建议使用血浆或凝血酶原复合物。

5. **血管活性药与正性肌力药**　低血容量休克的患者一般不常规使用血管活性药。临床通常仅对于足够的液体复苏后仍存在低血压或输液还未开始的严重低血压患者，才考虑应用血管活性药与正性肌力药，如多巴胺、多巴酚丁胺、去甲肾上腺素、肾上腺素等药物。

6. **体温控制**　创伤患者注意体温的监测和预防体温过低。创伤可使正常的体温调节功能发生改变，严重创伤患者会同时合并失血性休克，机体产热减少，导致体温过低。体温低于 36℃ 即可定义为创伤性

笔记

体温过低。烧伤患者体温低于 37℃就应该引起高度重视，因会加重弥散性血管内凝血（disseminated intravascular coagulation，DIC）和酸中毒的发生。创伤性休克合并体温过低是一种疾病严重的临床征象，体温过低往往伴随更多的血液丢失和更高的病死率。创伤性休克患者体温过低发生率为 10%～65%，体温过低被认为是严重创伤患者预后不良的独立危险因素。因此，在患者呈现出体温过低趋势或已经为不同程度的创伤后自发性体温过低时，需要立即进行保温及复温。创伤患者的复温可以分为被动复温和主动复温。被动复温通常包括环境温度的提升，给予毛毯、棉絮覆盖等保持机体核心温度的稳定；主动复温则是从体外提供热源，包括充气加温、电热毯、液体复温、呼吸道复温、体外循环加热及综合性复温等（图 7-1）。针对现阶段多项研究及网状 META 结果，结合国内国情，热空气毯在体温提升、患者寒冷体验及使用后寒战发生率方面均有优势，临床推荐使用。当然，根据患者体温过低的不同严重程度，对于重度低温甚至体温不升的严重创伤患者首选为中心静脉导管复温，床旁持续血液透析联合体外膜氧合器（extracorporeal membrane oxygenator，ECMO）等心肺支持设备中心复温也逐步成为今后复温发展的研究方向之一。但是，在临床应用过程中，如果合并严重颅脑损伤的患者，在诱导性低温治疗和复温之间存在一定矛盾，需要权衡降温与复温的利弊，针对由大出血引起的创伤性体温过低，且随时伴有凝血病

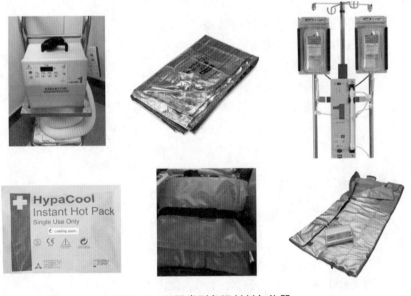

图 7-1　不同类型复温材料与仪器

的高危风险，此时复温到目标体温就成为首先需要解决的问题，在达到目标体温后，可以根据患者个体情况适当降低目标体温以更有利于其神经系统的功能维持与恢复。

【常见错误】

- 创伤患者出现血流动力学不稳定时，不仅只考虑出血的风险或由于出血导致的低血容量性休克，而应该根据患者致伤机制、主诉、早期评估配合辅助检查，评估患者是否同时存在其他类型的休克并首先解决影响其存活率的主要因素。

- 在判断患者是否出现休克，只依据收缩压是远远不够的，要根据休克不同时期的特征来尽早识别并给予措施。

- 创伤患者在监测实验室检查时，初期的血常规检查中如血红蛋白浓度或血细胞比容正常或只是轻微降低，一定不能忽视大量失血的可能性，仍然需要持续动态评估指标的变化。

- 创伤患者在留置静脉通路时，考虑到液体复苏的需求，原则上留置在近心、粗直的静脉上，且以大口径静脉置管优先，至少在20G及以上，如果在特别紧急情况下，如创伤性心搏骤停、严重失血性休克、大面积烧伤等患者时，考虑到静脉留置困难，如有条件，不应在寻找外周静脉花费太多时间，应尽快建立骨髓腔输液通路。

- 失血导致低血容量性休克患者尽管通过大量液体复苏提升血压，但首先还是需要寻找出血部位并给予定性治疗，同时，在输血前输注超过 1.5L 的液体对其预后并无积极作用。

- 单一的颅脑损伤通常不会造成休克，头部损伤伴有休克表现需要寻找其他引起休克的原因。

- 可疑神经源性休克时应首先按照低血容量进行治疗。液体复苏难以恢复脏器灌注时提示继续出血或神经源性休克。

（王　飒　王海珍）

 推荐扩展阅读文献

[1] 张连阳,白祥军,张茂.中国创伤救治培训[M].北京:人民卫生出版社,2019:103-111.

[2] 中国医师协会急诊分会,中国人民解放军急救医学专业委员会,中国人民解放军重症医学专业委员会,等.创伤失血性休克诊治中国急诊专家共识[J].中华急诊医学杂志,2017,26(12):1358-1365.

笔记

[3] 王飒,陈水红,金静芬,等.成人创伤性低体温患者不同复温措施效果的网状 Meta 分析[J].中华护理杂志,2017,52(6):725-730.

[4] 王飒,封秀琴,张茂,等.骨髓腔输液通路临床应用护理专家共识[J].中华急危重症护理杂志,2020,1(4):394-402.

[5] MAIGHDLIN W,GREGORY A. FACS traumatic shock:the fifth shock [J]. J Trauma Nurs,2013,20(1):37-43.

[6] ROSSAINT R,BOUILON B,CERNY V,et al. The European guideline on management of major bleeding and coagulopathy following trauma:fourth edition [J]. Crit Care,2016,20:100.

第八章 部位伤的观察与护理

 知识点

- 颅脑损伤救治的关键是控制颅内压，减少颅内继发性损伤。临床上需密切观察患者瞳孔、意识变化、血流动力学等，进行颅内压和脑灌注压的监测。
- 胸部创伤主要临床表现为疼痛、呼吸困难和休克，需判断是否发生活动性出血、张力性气胸和心脏压塞，重点观察患者的呼吸及氧合。
- 闭合性腹部创伤容易漏诊和延误诊断，未明确诊断之前需禁饮禁食、胃肠减压。禁饮禁食期间，重视营养风险筛查，做好营养干预。
- 脊髓损伤是脊柱骨折最严重的并发症，重点观察躯体或肢体的感觉平面与运动功能。护理过程中避免医源性损害，早期制动和正确搬运尤为重要，搬运时保持患者的脊柱中立位，以免造成或加重脊髓损伤。
- 骨盆骨折患者需监测血流动力学变化，血流动力学不稳定的骨折常常威胁生命，需做好控制骨盆出血、止血和输血的准备及配合。

第一节　颅脑创伤观察与护理

一、颅脑创伤分类与临床表现

（一）颅脑创伤的分类

颅脑创伤根据发生的时间和机制，可分为原发性损伤和继发性损伤；根据伤后颅腔与外界是否相通，可分为闭合性损伤和开放性损伤。根据格拉斯哥昏迷评分（Glasgow coma scale，GCS）对颅脑创伤

笔记

进行伤情简略分级，13～15 分为轻伤，9～12 分为中度伤，≤8 分为重伤。

（二）颅脑创伤的临床表现

颅脑创伤常表现为意识障碍、瞳孔改变、颅内压增高、运动障碍和神经系统体征。如合并颅底骨折，可出现皮下瘀斑、脑脊液外漏和脑神经损伤症状。颅内压持续增高，易发生脑疝，临床以小脑幕切迹疝和枕骨大孔疝最多见，患者会出现瞳孔和意识改变、颅内压增高症状、生命体征变化等，如不及时救治可能危及生命。患者伤后昏迷，数分钟或数小时后意识障碍好转，甚至完全清醒，随后再度昏迷，称为"中间清醒期"，是硬膜外血肿者的典型症状。

二、颅脑创伤观察要点

（一）神经系统专科体征

使用 GCS 量表评估意识状态，对瞳孔（大小、对光反射）、肢体运动感觉、浅反射、深反射、脑神经反射及锥体束征等进行系统观察。

（二）基本症状与生命体征的观察

严密监测生命体征，观察患者有无剧烈头痛、恶心、呕吐等颅内压增高的症状。当颅内压急剧增高时，患者会出现心率变慢、呼吸减慢、血压升高，称为"库欣反应"。若患者有头痛、发热、颈项强直等"脑膜刺激"的表现，考虑出现蛛网膜下腔出血。

（三）神经功能监测

1. **颅内压监测及脑灌注压监测** 颅内压（intracranial pressure，ICP）是指颅腔内容物对颅腔壁所产生的压力，正常范围是 5～15mmHg，当 ICP>22mmHg 时应给予积极治疗。脑灌注压（cerebral perfusion pressure，CPP）是血液流入和流出之间跨脑血管床的压力梯度，指平均动脉压与 ICP 的差值，推荐 CPP 控制在 60～70mmHg。围手术期颅内压及脑灌注压监测既可作为手术指征，也便于精准评估重型颅脑创伤治疗效果。

2. **脑血流监测** 正常情况下，脑血流量（cerebral blood flow，CBF）为 45～65ml/（100g·min），CBF 与 CPP 成正比关系，与脑血管阻力成反比。目前经颅多普勒是临床进行 CBF 监测的主要方法之一。对颅脑创伤重症患者进行 CBF 监测，有助于识别迟发脑缺血。

3. **神经电生理监测** 定量脑电图监测技术是评估重症患者意识水平的良好手段，对于意识模糊，甚至昏迷的患者使用神经电生理监测可协助判断非惊厥性的癫痫活动。

三、颅脑创伤患者护理措施

（一）急救护理

颅脑创伤救护时需密切关注患者的意识状态和呼吸。患者平卧，保护颈椎，注意保暖。发生呕吐时，头偏向一侧，防止误吸。出现活动性出血时及时给予止血措施，预防失血性休克的发生。

（二）保持呼吸道通畅

及时清理呼吸道，舌后坠者放置口咽通气管，给予氧气吸入或呼吸机辅助通气。对 GCS 评分≤8 分者尽早建立人工气道，按需吸痰，加强气道管理。

（三）体位

床头抬高 30°，尤其是合并颅底骨折患者。如发生脑脊液漏，禁忌堵塞、冲洗、滴药入鼻腔和耳道，禁忌行腰椎穿刺。

（四）血压管理

将血压控制在合适范围以保证患者有足够的脑灌注量，对于严重颅脑创伤患者（GCS≤8 分），推荐平均动脉压≥80mmHg。

（五）亚低温治疗

亚低温治疗（therapeutic hypothermia，TH）是指使用药物和物理方法将患者核心温度降低至正常体温以下，以达到治疗疾病和保护组织的目的。治疗过程中需密切观察瞳孔、体温、血压、脉搏、呼吸频率和节律，关注面色和肢端循环的变化，重视人工气道的管理，避免冻伤。

（六）躁动与谵妄的护理

颅脑创伤患者常发生躁动与谵妄，需根据医嘱使用镇静镇痛药物，并拉起床挡，采用保护性约束，避免意外伤害，必要时由专人护理。护理过程中减少会导致颅内压增高的操作，如吸痰深度不宜过深，避免刺激引起剧烈咳嗽反射。

（七）引流管的护理

脑室引流管、硬脑膜下引流管护理时需妥善安置，对于脑室引流需控制引流的速度和量，引流管开口高于侧脑室平面（平卧位眼外角水平）10～15cm；保持引流通畅；严格无菌操作，搬运时夹闭，预防逆行感染；观察引流液的颜色、性状和量。

（八）药物护理

1. 降低颅内压药物　如使用脱水剂、利尿药等减轻脑水肿，降低颅内压。脱水剂使用后需准确记录出入水量，注意识别和纠正电解质紊乱。使用高渗液体时注意观察有无右心衰或肺水肿的发生。停用脱水剂时，为防止发生颅内压反跳现象，需逐渐减量或延长给药间隔时间。

2. 保护脑组织和促进脑苏醒药物 降低脑代谢率、改善脑缺血缺氧的巴比妥类药物大剂量应用时会引起严重的呼吸抑制，用药时应注意剂量并严密观察患者的意识及呼吸情况。神经节苷脂、胞磷胆碱、乙酰谷酰胺等有助于苏醒和神经功能恢复的药物，使用时宜缓慢静脉滴注，注意观察用药效果和不良反应。

3. 镇静镇痛药物 持续动态评估患者的疼痛和镇静状态，临床常使用重症监护疼痛观察量表（critical-pain observation tool，CPOT）和Richmond 躁动 - 镇静评分（Richmond agitation-sedation scale，RASS），根据评估结果遵医嘱使用镇静镇痛药物，定时监测镇痛、镇静效果和不良反应。

（九）营养支持

营养支持包括肠内营养（enteral nutrition，EN）和肠外营养（parenteral nutrition，PN）。血流动力学稳定的颅脑创伤患者可按照营养支持实施流程，经评估后进行营养支持（图 8-1）。如肠道功能允许，首选早期开展 EN，并在耐受的前提下逐渐增加摄入，争取在 48～72 小时达到能量和总蛋白质标准值的 80%。7～10 天后，若 EN 仍不能满足总能量和蛋白质需求量的 60% 或存在重度营养风险时，可给予补充性肠外营养（supplemental parenteral nutrition，SPN）。从管饲到口服的康复阶段，若出现咀嚼、吞咽障碍或经口进食不足，可给予口服营养补充剂（oral nutritional supplements，ONS）。饮食选择高热量、高蛋白、清淡易消化的食物，保持大便通畅。

（十）并发症的护理

1. 感染 保持口腔清洁，定时翻身和叩背，按需吸痰，保持呼吸道通畅，预防呼吸道感染。留置尿管者需注意每日饮水量，清洁尿道口，尽早拔除尿管，预防泌尿系感染。

2. 外伤性癫痫 抽搐发作时应迅速将患者平卧，头偏向一侧，松开衣领，保持呼吸道通畅，不可强行按压肢体。拉起床挡，酌情使用约束带保护。记录肢体抽搐持续及停止时间、意识变化等，及时报告医生。保证睡眠，避免情绪激动，预防意外受伤。遵医嘱给予抗癫痫药物，观察用药后是否出现呼吸抑制。静脉给药时控制速度，给药同时密切注意呼吸节律及生命体征的变化。

笔记

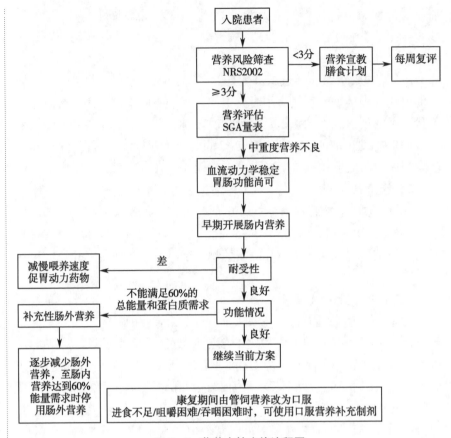

图 8-1 营养支持实施流程图

3. **应激性溃疡** 当患者有暗红色或咖啡色胃内容物、柏油样便或出现血压下降、脉搏细弱等休克早期指征时,应立即报告医生。消化道出血急性期应先禁食,待病情稳定后,意识清醒者可进食流质或半流质饮食,昏迷患者病情稳定后可采取早期肠内营养支持。遵医嘱补充血容量,停用激素,使用止血药和抑制胃酸分泌的药物。及时清理呕吐物,避免发生误吸。

4. **静脉血栓** 根据风险评估给予针对性干预措施,包括基础预防、物理预防和药物预防,药物预防在使用前需评估出血风险。

5. **暴露性角膜炎** 眼睑闭合不全者,涂眼药膏保护;无须随时观察瞳孔时,可用纱布遮盖上眼睑,甚至行眼睑缝合术。

第二节　颌面部创伤观察与护理

一、颌面部创伤分类与临床表现

（一）颌面部创伤的分类

颌面部创伤可分为颌面软组织损伤、颌面骨折、器官损伤和神经损伤，严重创伤时多合并存在。

（二）临床表现

颌面部创伤常表现为肿胀、疼痛、出血、组织缺损和面部畸形等，若伤及面神经可能发生面瘫。如伤情严重，出血多，疼痛剧烈，易发生休克。

二、颌面部创伤观察要点

（一）严密观察生命体征，早期识别窒息与休克

观察患者生命体征的变化，是否出现烦躁不安、出汗、口唇发绀、鼻翼扇动和呼吸困难等窒息征象，是否出现面色苍白、无力、眩晕、出汗、呼吸浅快、脉搏快弱及血压下降等休克体征。

（二）鉴别是否合并颅脑损伤

由于颌面部邻近颅脑，颌面部损伤尤其是上颌骨骨折易并发颅脑损伤，因此颌面部创伤患者还需密切观察意识、瞳孔的变化，鉴别是否合并发生颅脑损伤。

三、颌面部创伤护理措施

（一）急救护理

对颌面部创伤合并急性呼吸道梗阻的抢救，要迅速明确病因、解除梗阻，必要时行环甲膜穿刺或切开。处置颌面部急性出血，应采取相应的止血措施，及时补充血容量，积极防治失血性休克。

（二）体位与活动

床头抬高 30°；骨折部位制动，禁忌用力咀嚼；3 个月内避免剧烈活动和挤压、碰撞患处。

（三）营养支持

颌面部创伤患者常发生张口受限、进食困难，需有针对性地选择进食方法。不能张口患者可将吸管置于磨牙后区经口进流质饮食；伤情较重、不能经口进食者经鼻饲管进行肠内营养。

（四）并发症护理

1. 感染 眶周骨折者需用生理盐水清洗眼睛；颌面部伤口缝合后可予以暴露或加压包扎，保持伤口清洁干燥，观察局部伤口肿胀、渗出情况；口腔手术患者可给予漱口水含漱、口腔擦洗或口腔冲洗；结膜炎患者，遵医嘱给予滴眼液滴眼。

2. 窒息 密切观察患者的呼吸，保持呼吸道通畅，及时清理口鼻腔分泌物。特别是伤后 3～5 天颌面部肿胀明显，床旁应备负压吸引装置及气管切开包。

第三节 胸部创伤观察与护理

一、胸部创伤分类与临床表现

（一）胸部创伤的分类

根据伤后胸膜腔是否与外界沟通，胸部创伤分为开放性胸部创伤和闭合性胸部损伤。

（二）胸部创伤的临床表现

1. 症状 胸痛、呼吸困难和休克。

2. 体征 创伤区域触痛、压痛；发生肋骨骨折时可触及骨擦感；发生气胸和血胸时，听诊患侧呼吸音减弱或消失；多根多处肋骨骨折，会使局部胸壁失去肋骨支撑而软化，并出现"反常呼吸"，称为连枷胸。当发生反常呼吸时，纵隔由于两侧胸膜腔压力不等发生移位，可随呼吸运动而左右摆动，称"纵隔扑动"。

二、胸部创伤观察要点

（一）监测生命体征

动态观察生命体征的变化，重点观察呼吸的频率、节律和幅度，有无气促、呼吸困难、发绀和缺氧等症状。

（二）活动性出血与低血容量性休克

观察胸腔引流液的颜色、性状和量，若发生活动性出血，应立即报告医生并协助处理。观察意识、瞳孔、尿量、皮肤色泽、温度及末梢循环等变化，识别患者是否出现休克征象。

（三）皮下气肿

观察有无气管移位或皮下气肿的情况；记录皮下气肿范围，若气肿迅速蔓延，应立即协助医生处理。

笔记

（四）心脏压塞

心脏压塞可出现典型的贝克三体征（Beck triad），即颈静脉怒张、心音遥远、动脉压降低。对怀疑有心脏压塞的患者，立即配合医生在床旁超声定位下行心包穿刺术，并尽快做好开胸探查的准备。

（五）张力性气胸

若患者出现烦躁、意识障碍、严重呼吸困难甚至窒息，气管明显移向健侧，颈静脉怒张，患侧胸部饱满，叩诊呈鼓音，听诊呼吸音消失，应警惕张力性气胸的产生，需迅速排气减压。

三、胸部创伤护理措施

（一）急救护理

胸部创伤的急救处置按照高级创伤生命支持 ABCDE 程序进行伤情评估，迅速辨别和处理危及生命的损伤。妥善固定胸部，可使用肩带式胸带（图 8-2），在吸气末屏气时黏合胸带；或使用胸部护板，压制出轮廓后紧贴患侧肋骨。

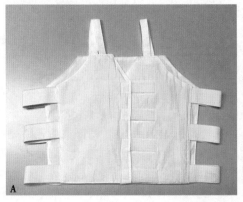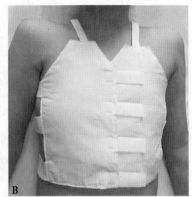

图 8-2　胸带的正确佩戴

A. 肩带式胸带；B. 胸带佩戴正面观。

（二）呼吸道管理

1. **氧气吸入**　有胸闷气促、呼吸困难的患者应立即给予氧气吸入，根据血氧饱和度情况调整吸氧浓度和给氧方式。在面罩给氧不能维持有效氧合时，应尽早建立人工气道。

2. **有效咳嗽咳痰**　卧床期间定时协助患者翻身、坐起、叩背和咳嗽；必要时按需吸痰；痰液黏稠不易咳出者，应用祛痰药物雾化吸入，稀释痰液。在病情允许情况下，可采用人工叩背、体位引流、振动排痰机等辅助排痰。

3. **人工气道的护理** 气管插管或气管切开呼吸机辅助呼吸者，需做好呼吸道护理，主要包括气道湿化、吸痰及保持管道通畅等，以维持有效气体交换。

4. **呼吸功能锻炼** 指导患者早期进行呼吸功能训练，促使肺扩张，预防肺不张或肺部感染等并发症的发生。可采用主动循环呼吸技术（腹式呼吸训练、缩唇呼吸训练、胸廓扩张运动、用力呼气技术），还可使用呼吸助力器、三球式呼吸训练器、肺笛等训练器进行协助。

（三）体位与活动

病情平稳者可半卧位，以利呼吸。在恢复期应尽早开展循序渐进的呼吸功能锻炼和患侧的肩关节功能锻炼，促进恢复。

（四）积极镇痛

遵医嘱使用镇痛药物，应用超前镇痛，在拔管、功能锻炼等可能诱发疼痛的操作前给予镇痛药物；指导或协助患者咳嗽咳痰时双手按压患侧胸壁，减轻疼痛。

（五）饮食

对疑有食管损伤、创伤性膈疝或胸腹联合患者应禁食、禁水。

（六）胸腔闭式引流的护理

1. 保持密闭和引流通畅，鼓励患者经常改变体位、咳嗽和深呼吸，定时挤压引流管，防止引流管受压、扭曲和阻塞。

2. 保持引流装置无菌，定时更换引流装置。

3. 密切观察并准确记录引流液的颜色、性状和量：若水柱波动幅度过大，提示可能存在肺不张；若水柱无波动，提示引流管不通畅或肺已经完全复张；若患者出现气促、胸闷、气管向健侧偏移等肺受压症状，提示引流管阻塞；若持续 3 小时引流量>200ml/h，颜色鲜红，易凝固，提示胸腔内有活动性出血。

（七）感染并发症护理

胸部创伤易导致胸腔或肺部感染，应密切观察体温变化及痰液性状和颜色，如出现畏寒、高热或咳脓痰等感染征象，及时通知医师并配合处理。

第四节　腹部创伤观察与护理

一、腹部创伤分类与临床表现

（一）腹部创伤的分类

腹部创伤按照是否穿透腹壁，腹腔是否与外界相通，可分为开

笔记

放性损伤和闭合性损伤。最常见的有脾破裂、肝损伤、小肠和结肠损伤等。

（二）腹部创伤的临床表现

腹部创伤的主要临床表现包括腹痛、腹胀、恶心呕吐，以及严重损伤时腹腔内大量出血导致的失血性休克，空腔脏器破裂穿孔导致的腹腔感染等。

二、腹部创伤观察要点

（一）监测生命体征、皮肤黏膜和意识情况

严密观察意识、生命体征和皮肤黏膜的变化，监测血红蛋白及血细胞比容，评估有无早期休克征象和感染表现，是否合并胸部、颅脑、四肢和其他部位创伤。

（二）腹部症状与体征

观察腹痛的特点、部位、持续时间、伴随症状，有无放射痛和进行性加重；有无腹膜刺激征及其程度和范围；评估腹腔内脏器的损伤情况。

（三）腹腔压力

危重患者监测腹腔压力，临床上通常用膀胱压间接反映腹腔压力，同时观察是否出现持续性腹部膨隆、腹胀、腹痛，警惕腹腔压力急剧升高而导致的腹腔间隙综合征。

三、腹部创伤护理

（一）急救处理

腹部创伤需控制明显的外出血，警惕实质性脏器损伤造成的内出血，防治休克。穿透性损伤如伴腹内脏器或组织自腹壁伤口脱出，勿予强行还纳，以免加重腹腔污染。

（二）体位

卧床休息，病情稳定时宜采用半卧位，利于改善呼吸和循环，减轻腹痛和腹胀，便于腹腔渗液局限、吸收和引流，控制感染。

（三）禁食及胃肠减压

诊断未明确之前应禁饮禁食，防止肠内容物进一步漏出；尽早行胃肠减压。

（四）维持体液平衡

根据血常规、电解质和血气分析等检验结果，遵医嘱补充足量的平衡盐和电解质等，防止水、电解质紊乱，纠正酸碱平衡。必要时行持续

笔记

中心静脉压监测，动态评估循环状态。

（五）腹部引流的护理

腹部引流的护理主要有：①妥善固定；②严格无菌操作；③观察并记录引流液的颜色、性状和量，警惕肠瘘的发生；若引流液突然减少，伴有腹胀、发热，应及时检查管腔有无堵塞或引流管是否滑脱；④对行负压引流者，需根据引流液抽吸的情况，及时调整负压，维持有效引流；⑤尽早拔管。

（六）造口的护理

结直肠损伤术后应做好肠造口护理，观察造口的颜色、高度、大小和形状，警惕发生造口出血、坏死、脱垂、回缩等情况。指导患者佩戴和更换造口袋，保护造口周围皮肤。鼓励进食高热量、高蛋白、富含维生素的少渣食物，不宜过度食用辛辣、刺激及产气的食物。

（七）并发症的护理

1. 受伤脏器再出血　若患者腹痛缓解后又加剧，同时出现休克征象，腹腔引流管间断或持续引流出鲜红液体，说明出现了受伤脏器的再出血。需立即建立静脉通路，补充血容量，密切观察患者意识、生命体征、面色和末梢循环的变化，做好紧急手术的准备。

2. 腹腔脓肿　若患者出现腹膜刺激征，腹腔引流管内引流出较多混浊脓性液体，体温持续不退或下降后又升高，说明可能发生了腹腔脓肿。需遵医嘱进行抗生素治疗；协助医生做好切开引流的准备；给予高蛋白、高热量、高维生素饮食或肠内外营养支持。

第五节　四肢、脊柱和骨盆创伤观察与护理

一、四肢骨折观察与护理

（一）四肢骨折的分类与临床表现

根据骨折处皮肤和黏膜完整性，四肢骨折可分为开放性骨折和闭合性骨折。四肢骨折的全身表现主要有休克和发热。局部表现为疼痛、肿胀和肢体功能障碍，活动时疼痛加剧。骨折的专有体征有畸形、异常活动、骨擦音和骨擦感。若发生骨筋膜室综合征，可表现为患肢感觉异常，肌肉在主动屈曲或被动牵拉时出现疼痛，肌腹处有压痛。

（二）四肢骨折的观察要点

观察患者的意识和生命体征，患肢固定和愈合情况，患肢的远端感

觉、运动和末梢血液循环等。

（三）四肢骨折的护理

1. **急救护理** 尽快制动和固定，避免二次损伤。有活动性出血者，可加压包扎止血，大血管出血者可使用止血带。

2. **疼痛护理** 动态连续评估患者的疼痛水平，遵医嘱给予镇痛药物。可局部冷敷或抬高患肢来减轻水肿以缓解疼痛。

3. **患肢的护理** 抬高患肢，促进静脉回流。在病情允许下，可进行主动或被动运动，促进血液循环。严密观察肢端有无剧痛、麻木、皮温降低、皮肤苍白或青紫、脉搏减弱或消失等血液灌注不足的表现。警惕骨筋膜室综合征和周围血管、神经损伤的发生。若出现骨筋膜室综合征应及时切开减压，严禁局部按摩、热敷，以免加重组织缺血和损伤。

4. **牵引的护理** 保证有效的牵引，告知患者不可随意放松牵引绳，牵引重量不可随意增减或移除。避免过度牵引，每日测量被牵引的肢体长度，并与健侧进行对比。密切关注患肢末梢血液循环情况，检查局部包扎是否过紧，牵引重量是否过大。预防牵引肢体受压皮肤处发生压力性损伤。

5. **石膏或夹板的护理** 将肢体关节固定在功能位，抬高患肢。密切观察患肢末梢血液循环情况，若局部出现青紫、肿胀、发冷、麻木、疼痛、运动障碍或脉搏细弱时，需仔细检查、分析原因并及时报告医生。在皮肤表面，特别是骨粗隆处，覆盖衬垫，防止局部受压形成压力性损伤。

6. **体位与功能锻炼** 遵医嘱将患肢维持在固定体位，在不影响固定的情况下，尽早开展功能锻炼。复位固定后即可开始肌肉等长舒缩运动，促进肢体血液循环、消除肿胀，循序渐进地在医务人员协助下进行关节活动度的锻炼。后期的功能锻炼以强化关节活动范围和肌力为主，还可配合理疗、按摩、针灸等物理治疗。

7. **静脉血栓** 静脉血栓栓塞症是创伤患者常见并发症，严重者可导致致死性肺栓塞。根据静脉血栓栓塞症防治流程（图 8-3），在患者入院后 24 小时内、手术前后 24 小时及病情变化时（如心力衰竭、有创通气、由病房转入 ICU 后等）使用 Caprini 量表等进行综合血栓风险评估，早期实施针对性防治措施。治疗期间严密观察患者有无下肢肿胀或胀痛，尤其注意患肢腿围、皮肤温度、颜色有无改变；观察呼吸情况，警惕不明原因的呼吸困难、气促等肺栓塞表现；抗凝及溶栓治疗后要密切观察患者有无出血倾向。

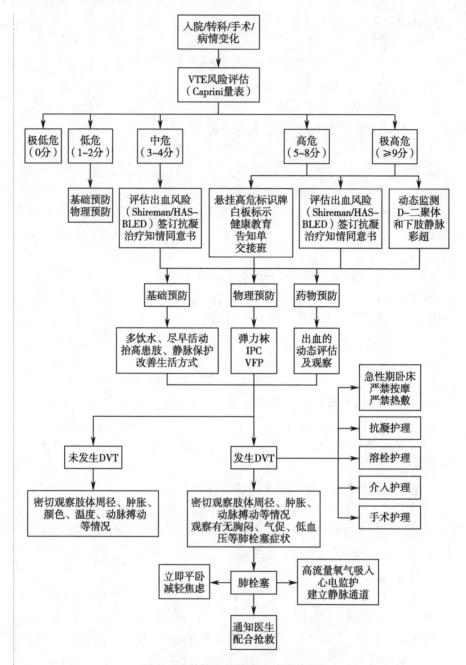

图 8-3 静脉血栓栓塞症防治流程图

VTE.venous thromboembolism，静脉血栓栓塞症；IPC.intermittent pneumatic compression，间歇充气加压装置；VFP.venous foot oump，足底静脉泵；DVT.deep venous thrombosis，深静脉血栓。

二、脊柱骨折观察与护理

（一）脊柱骨折的临床表现

局部疼痛，活动受限，伴有脊髓损患者会出现损伤平面以下的完全或不完全感觉和运动障碍；腹膜后血肿刺激腹腔神经丛，使肠蠕动减慢，会出现腹痛、腹胀，甚至肠麻痹症状。体征有局部压痛和肿胀、活动受限和脊柱畸形。

（二）脊柱骨折的观察要点

观察生命体征的变化，脊髓高位损伤患者会表现出心率慢、血压低，脊髓损伤 48 小时内因脊髓水肿可造成呼吸抑制。密切观察躯体及肢体感觉和运动情况，当出现肢体麻木、肌力减弱或不能活动时，应立即告知医生。

（三）脊柱骨折的护理

1. **急救护理** 脊柱骨折患者伴有颅脑、胸腔、腹腔脏器损伤或并发休克时首先处理危及生命的损伤，并注意保护颈椎。

2. **早期稳定** 卧于硬板床上，并注意轴线翻身。使用颈托或支具固定颈椎，对疑有脊柱骨折者应尽量避免移动。若确实需要搬运，可采用平托法或滚动法，搬运时保持脊柱中立位，以免造成或加重脊髓损伤。

3. **功能锻炼** 根据骨折的部位和程度，指导和鼓励患者早期开始功能锻炼。伤后早期以卧床休息为主，循序渐进开始腰背肌肌力的锻炼，逐渐过渡到床边活动和下床活动。

4. **并发症的护理**

（1）静脉血栓：入院后应尽快进行静脉血栓风险评估和干预；伤后早期开始基础预防和物理预防，使用梯度弹力袜或间歇充气加压装置等。

（2）压力性损伤：①定时翻身，轴线翻身法，卧床期间 2～3 小时翻身一次。避免在床上拖拽患者，减少局部皮肤剪切力，尤其注意骶尾部、足跟、耳郭等骨隆突部位。②保持床单位干净整洁，有条件可以使用气垫床。③加强皮肤护理，保持患者皮肤清洁干燥。④骨突部位及大粗隆可使用减压贴保护。⑤保证足够的营养摄入，提高机体抵抗力。

三、骨盆骨折观察与护理

（一）骨盆骨折的临床表现

髋部肿胀、疼痛，不敢坐起或站立。伴有大出血或严重内脏损患者

107

可有休克早期表现。常见体征有骨盆分离试验与挤压试验阳性，肢体长度不对称，会阴部瘀斑。

（二）骨盆骨折的观察要点

1. 密切监测全身情况，包括意识、生命体征、尿量、皮肤黏膜、出血征象等，必要时行中心静脉压或肺动脉楔压等有创血流动力学监测，警惕休克的发生或加重。

2. 观察有无腹痛、腹胀、呕吐，观察肠鸣音的变化和有无腹膜刺激征，警惕腹膜后血肿的发生，疑有腹膜后血肿或腹腔脏器损患者做好穿刺及手术准备。

3. 观察有无血尿、排尿困难或无尿，以判断膀胱、尿道损伤情况。如有疼痛、出血，协助肛门指诊，判断有无直肠损伤。

4. 观察有无括约肌功能障碍、下肢某些部位感觉减退或消失、肌肉萎缩无力或瘫痪等表现，判断有无腰骶神经丛与坐骨神经损伤。

（三）骨盆骨折的护理

1. **急救护理** 骨盆骨折并发其他创伤或并发症时，优先处理危及生命的创伤或并发症。使用骨盆带（图8-4）减少骨盆容积，控制出血，减轻疼痛。

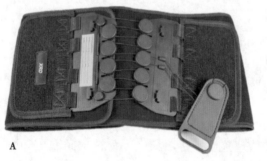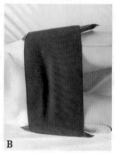

图8-4 骨盆带的正确佩戴

A. 骨盆带；B. 骨盆带佩戴正面观。

2. **疼痛管理** 连续动态进行疼痛评估；联合使用多模式镇痛和超前镇痛，注意观察镇痛效果和不良反应；手术前可使用骨盆带对骨折部位进行临时复位及制动。

3. **功能锻炼** 术后尽早循序渐进地进行以下训练：①抬高下肢，减轻水肿；②踝、趾全范围屈伸活动，股四头肌收缩训练；③膝、髋关节及脊柱的活动度及肌力训练；④尽早下床活动，根据固定强度决定是否可以部分负重。活动时佩戴骨盆保护带，减轻功能锻炼及咳嗽等对切口造成的牵拉痛。

4. 并发症的护理

（1）腹膜后血肿：患者会出现腹膜刺激症状，若发生大出血可造成失血性休克。应严密观察生命体征和意识变化，立即建立静脉通路，遵医嘱进行补液和输血治疗。若经抗休克治疗仍不能维持血压，应配合医生做好手术准备。

（2）血栓栓塞：采取静脉血栓栓塞的预防措施，必要时遵医嘱使用抗凝血药。避免在下肢静脉穿刺输液，尤其是股静脉。如患者突然出现胸痛、胸闷、呼吸困难、咳嗽、咯血、烦躁不安甚至晕厥时，应警惕肺栓塞的发生。一旦出现肺栓塞，嘱患者绝对卧床，予以高流量氧吸入、抗凝、溶栓等处理，同时监测意识、生命体征、血氧饱和度、血气分析和出凝血时间等。

【常见错误】

- 严重部位伤易掩盖其他系统的潜在损伤，从而忽视多发伤的发生，尤其对昏迷患者，导致出现严重的并发症，甚至死亡。因此，对部位伤患者的观察必须全面动态、综合分析、及时反馈、积极处理，减少并发症的发生。

- 未及时观察"致命三联征"：体温过低、酸中毒和凝血功能障碍。在患者转运和外出检查时容易忽视保温措施的落实，或者护理人员以自身的温度感受来调节环境温度。

- 急救时花费较多时间建立中心静脉通道。通常应选择最快的方式建立输液管道，院前救治应首选外周大静脉通路或骨髓腔穿刺；院内救治时，首选建立有效的外周静脉通路，并尽早建立中心静脉通道。静脉通道需避开损伤部位，严重的腹部创伤和骨盆骨折避免在下肢穿刺。

- 颅脑损伤时未动态观察伤情变化，未能及时发现脑疝等严重并发症。颅脑创伤病情危重、变化快，有时会迅速恶化，需密切观察、动态评估患者的意识、瞳孔和生命体征等。保持大便通畅，减少容易引起颅内压增高的操作，如吸痰深度不宜过深，避免剧烈咳嗽等。

- 未及时对特殊并发症采取预见性的观察和护理措施，如延迟诊断心脏压塞、腹腔间隙综合征、骨筋膜室综合征等。

- 不重视患者的营养支持、静脉血栓预防和早期康复。应及时开展风险评估，积极采取干预措施。

（汤曼力 张严丽 肖 欢）

推荐扩展阅读文献

[1] 中华医学会创伤学分会交通伤与创伤数据库学组,创伤急救与多发伤学组.严重胸部创伤救治规范[J].中华创伤杂志,201,29(5):385–390.

[2] 中华医学会急诊医学分会,中华医学会创伤学分会,中国医师协会急诊医师分会,等.血流动力学不稳定骨盆骨折急诊处理专家共识[J].中华创伤杂志,2015,31(12):1057–1062.

[3] 中国医师协会创伤外科医师分会,刘良明,白祥军,等.创伤失血性休克早期救治规范[J].创伤外科杂志,2017,19(12):881–883,891.

[4] 中华医学会创伤学分会神经创伤专业学组.颅脑创伤患者肠内营养管理流程中国专家共识(2019)[J].中华创伤杂志,2019,35(3):193–198.

[5] 中华医学会神经外科学分会.中国神经外科重症管理专家共识(2020版)[J].中华医学杂志,2020,100(19):1443–1458.

[6] 白祥军,李占飞.腹部创伤合并多发伤的处理[J].腹部外科,2011,24(5):264–266.

[7] 张连阳,白祥军,张茂.中国创伤救治培训[M].北京:人民卫生出版社,2019.

[8] 张连阳,白祥军.多发伤救治学[M].北京:人民军医出版社,2010.

[9] 易成腊,刘振辉,白祥军.重视血流动力学不稳定型骨盆骨折的早期救治[J].创伤外科杂志,2012,14(1):83–85.

[10] 高亮.美国第四版《重型颅脑损伤救治指南》解读[J].中华神经创伤外科电子杂志,2017,3(6):6–9.

笔记

第九章 创伤紧急手术术前护理

 知识点

- 严重创伤患者救治强调时效性，应配合医师迅速评估、救治，评估与救治应同时进行。
- 评估过程中及完成后注意为患者保暖，预防体温过低的发生。
- 严重创伤患者未明确是否有颈椎损伤之前，应视为存在颈椎损伤，做好颈椎保护，防止二次损伤。
- 对于头颈部存在创伤的患者应尽快气管切开，避免反复气管插管。
- 对于胸部创伤的患者，应快速判断是否为致命性损伤，如发现张力性气胸应迅速以针头穿刺减压。
- 转运过程中应保持原有治疗和监测措施的连续性，严密观察病情变化，及时处理。

第一节 紧急手术的概论

一、紧急手术的意义

速度是创伤救治的灵魂，严重创伤患者的救治必须强调时效性，患者的预后与伤后获得确定性治疗的时间相关。强调创伤救治的黄金时间，包括紧急呼救、现场抢救、转运到医院、急救部和确定性手术，理想的紧急手术术前时间最好是院内 30 分钟。对于需要紧急手术的患者，如果能在这个时间段内进行紧急手术，可以提高抢救的成功率，降低伤残率。

二、紧急手术的分类

按照创伤外科紧急手术分类可分为以下 5 类。

1. **控制出血** 包括利用加压包扎、止血带、紧急手术、填塞、介入等手段控制外出血和胸腹腔内出血。

2. 控制污染　包括清创、修补、负压封闭引流（vacuum sealing drainage，VSD）和冲洗等。

3. 减轻压力　包括胸腔和心包腔引流、颅脑去骨瓣减压、开放腹腔和筋膜切开减压等。

4. 管道控制　包括气管切开、静脉切开、造口、血管吻合、移植或桥接等。

5. 骨折外固定　包括骨盆骨折外支架固定、长骨骨折外支架固定等。

第二节　创伤紧急手术术前急救与护理

一、创伤急救绿色通道

（一）急救绿色通道

急救绿色通道是指采取一切行政、医疗技术手段，保证患者生命安全和最高救治效率，患者能在医院内各个救治环节快速通过，做到无缝连接，形成一个完整的院内救治链。

（二）创伤绿色通道启动标准

钝性伤患者院前评分（prehospital index，PHI）>4分，腹部穿透伤生命体征不稳定者，以及难以控制的外出血者，启动绿色通道≤2分钟（图9–1）。

二、创伤小组启动

（一）创伤小组

创伤小组由医师和护士组成，可分为3医3护、2医2护、1医2护、1医1护。创伤患者病情复杂，救治工作量大，时间紧迫，所以需要医护及辅助人员共同合作。

（二）创伤小组启动

创伤患者到达院内，接诊人员应迅速评估患者伤情，同时从院前救护人员处获取患者的院前评分，立即启动创伤小组，根据病情决定是否启动创伤急救绿色通道。

笔记

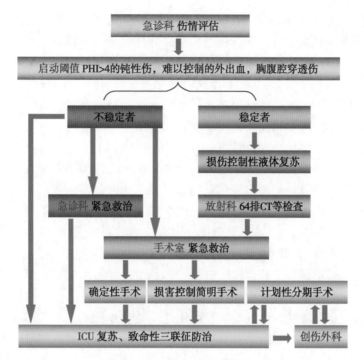

图 9-1 紧急救治程序

三、创伤快速评估

（一）快速评估基本内容

依照 ABCDE 的顺序，依次对创伤患者的气道、呼吸、循环、神经功能与残疾、暴露与环境控制进行快速评估。对于严重创伤患者一定是边评估边救治。

1. A（airway maintenance with cervical spine protection，**气道安全与颈椎保护**） 对创伤患者的评估首先应评估气道是否安全。创伤早期气道梗阻的常见原因包括误吸、吸入外来异物、颌面部创伤、气管软骨骨折等。如果患者能够进行语言交流，说明呼吸道是通畅的，可基本判断气道暂时安全。此外，患者因颅脑外伤等原因造成意识改变、GCS 评分≤8 时，也通常认为气道是不安全的。因此需要反复和患者交流来判断意识水平和呼吸状况，关注气道是否通畅。看、听、感觉气道和呼吸应该同时进行，且评估时间≤10 秒。同时注意颈椎保护，但气道通畅优先于颈椎保护。

2. B（breathing：ventilation and oxygenation，**呼吸：通气与氧合**） 呼吸道通畅并不能保证患者获得足够的通气，还需要有足够的气

笔记

体交换能力才能实现充足的氧合和最大化排出二氧化碳，因此需要对肺、胸壁及膈肌的功能进行快速检查和评估。需要使用心电监护仪动态监测血红蛋白氧饱和度。应对患者颈、胸部进行体格检查：充分暴露患者的颈部和胸部，通过视诊和触诊评估有无发绀、呼吸频率、呼吸力度、颈静脉扩张性、气道位置，以及胸壁运动及对称性，及时发现张力性气胸、连枷胸、肺挫伤、大量血胸及开放性气胸等可严重影响通气功能的危险情况，并立即采取相应的处理措施。

3. C（circulation with hemorrhage control，循环：控制出血）　对于创伤患者来说，早期出现休克的首要原因为失血性休克，所以一旦排除张力性气胸或心脏压塞，休克原因必须首先考虑为出血引起的低血容量。尽早识别休克，尽快发现出血部位并控制出血是评估与处理的关键。有必要对患者的血流动力学状态进行快速而准确的评估。临床上，常通过意识水平、皮肤色泽、脉搏、监测血压和血氧饱和度等指标来判断休克状态，如大量失血，循环血量减少，大脑灌注严重受损导致意识水平的改变；皮肤颜色的改变，如面色灰暗、皮肤苍白也可作为低血容量的信号。股动脉和颈动脉脉搏出现细脉且脉速也是低血容量的典型表现，但脉率正常不代表血容量正常，血压正常不代表没有休克，脉搏一般先于血压出现变化。若能触及颈动脉表明收缩压≥60mmHg，触及肱动脉表明收缩压在70mmHg左右，触及桡动脉表明收缩压在80mmHg左右，触及足背动脉表明收缩压≥90mmHg。

4. D（disability，残疾：神经功能评估）　ABC评估结束后则是对神经功能进行快速的评估，可根据患者的意识水平、瞳孔大小与对光反射、神经定位体征、脊髓损伤平面进行综合判断。格拉斯哥昏迷评分（Glasgow coma score，GCS）是判断意识水平快速简便的方法，必须熟练掌握。意识水平下降提示颅内氧合或灌注下降，或者可能是由颅内损伤直接导致的。所以当患者出现意识改变时，首先应立即对患者的氧合、通气、灌注状态进行重复评估。

5. E（exposure and environmental control，暴露与环境控制）　评估时原则上需将患者完全暴露，除去衣物并给予翻身，快速视诊、触诊完成检查与评估。评估过程中及完成后都需要注意保护患者体温，预防体温过低的发生。可以采取加温静脉输液、提高室温、加盖被服，甚至主动升温（暖风机）等措施。在这个过程中，不能将医务人员对于环境温度的舒适度作为衡量患者体温保护需求的标准。

（二）创伤等级

创伤等级可分为危重伤、重伤及轻伤。

1. **危重伤** 危重伤指伤情危及生命安全，需要紧急抢救和手术。发生以下任何一种情况应被判为危重伤：收缩压<12kPa（90mmHg）、脉搏>120 次 /min 和呼吸次数>30 次 /min 或<12 次 /min；意识丧失或不清；头、颈、胸、腹部的穿透伤；腕或距小腿关节（踝关节）以上断肢；连枷胸；发生两处或两处以上的长骨骨折；3 米以上高空坠落伤等。危重伤应迅速做出伤情判断、及时处理创伤部位和开放性创面，做好术前准备。

2. **重伤** 重伤指暂时不会引发生命危险的创伤，患者的生命体征尚平稳的情况。如胸外伤不伴有呼吸衰竭、胸腹贯通伤而无大出血可能、深部软组织伤未发生休克、颌面颈部伤未发生窒息者等。护士必须严密观察伤情情况，给予止血、包扎、固定等急救措施，为需要手术治疗者尽快做好术前准备。

3. **轻伤** 轻伤指伤情不会导致生命危险，无须特殊处理的创伤，包括无感染的软组织损伤、闭合性四肢骨折、局限性烧伤等。

四、急救与术前准备

（一）通气

1. **无气道梗阻** 对于初次评估没有气道梗阻的患者，应保持呼吸道通畅，首选面罩给氧。所有创伤患者都缺氧，尽可能维持血氧饱和度在 95% 以上。

2. **有气道梗阻**

（1）对于存在气道梗阻的患者，如口鼻腔内有分泌物或异物需手动清理气道，可用戴着手套的手清理异物，或抽吸血、呕吐物，在保证不会引发潜在脊椎损伤的情况下，可以让患者侧躺，利用重力辅助清除分泌物、血液、呕吐物。

（2）舌后坠是气道梗阻最常见的原因，可以采用手法开放气道。但伤情严重的创伤患者在被最终确定没有脊柱损伤前，都有脊柱损伤的可能，在打开气道时，必须始终考虑颈椎损伤，常选用创伤推颌法，既能保护患者颈椎，又能将舌从后咽部移开从而打开气道（图 9-2）。

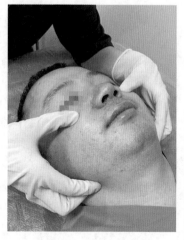

图 9-2 创伤推颌法

（3）当手动开放气道不满意及需要持续开放气道时，可选用基本辅助设备，如口咽通气管（oropharyngeal airway，OPA）（图9-3）和鼻咽通气管（nasopharyngeal airway，NPA）（图9-4）。但需要注意的是，意识清醒或半清醒的患者禁用OPA，因为插入OPA会刺激咽反射，对清醒的患者造成恶心、呕吐、喉痉挛。

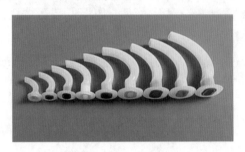

图9-3 口咽通气管

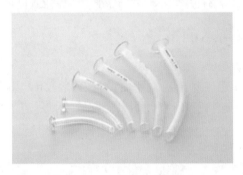

图9-4 鼻咽通气管

（4）当基本辅助设备仍然不能维持患者通气时，需要给患者建立高级气道，此时候需要准备好建立高级气道的设备和耗材，如呼吸机及管道、合适的喉镜、气管导管等，协助医师进行气管插管或气管切开，确保患者有畅通的气道和良好的氧合。对于颜面和头颈部有创伤的患者应尽早行气管切开，不要多次尝试气管插管。

（5）对于胸部创伤的患者首先应迅速判断其是否存在张力性气胸，如怀疑有张力性气胸，无须X线检查即可处理，紧急时可用粗针头在患侧第2肋间与锁骨中线交点刺入胸腔，立即减压。如果是开放性气胸，应立即封闭伤口并吸氧，如患者低氧血症明显时，应考虑气管插管正压通气。如果只是单纯的血胸、气胸或血气胸，可以协助医师行胸腔闭式引流，术前准备好物品，包括合适的引流管、水封瓶、生理盐水等，术毕进行妥善固定，做好标记，观察水柱的波动，特别是血胸的患者要观

笔记

察每小时的出血量，若短时间内胸腔引流出新鲜血液超过 1 500ml，或每小时超过 200ml，连续 3 小时，说明患者有进行性出血，要及时报告医师，尽早行开胸探查术。

（二）输液

严重创伤患者常伴有休克，主要是由失血所致，因此恢复血容量仅次于纠正缺氧，应该与纠正缺氧同时进行。只要允许，应该迅速经皮穿刺放置两个口径大（14G 或 16G）而且短的静脉导管，同时采集血标本，进行血常规、凝血项、肝功能、肾功能、血型、输血前全套、交叉合血等检查。经皮穿刺首选前臂静脉，如贵要静脉等。如遇穿刺困难者，应该考虑建立骨内通路（图 9-5）或中心静脉置管。然后遵医嘱补液，一般在 15 ～ 30 分钟内输注平衡液不超过 1L，并尽快交叉配血，对于严重胸腹伤出血未控制前，不主张充分输液和快速提升血压至正常水平，以免加重出血和血液过度稀释。运用止血药，如氨甲环酸，在伤后 3 小时内使用氨甲环酸可以降低出血死亡的风险。一般采用"1+1"方案，即首剂 1g（≥10min），后续 1g 输注至少持续 8 小时。

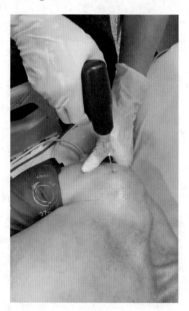

图 9-5　骨髓腔内穿刺

（三）脉搏

临床中常运用心电监护来密切监测心率、呼吸、血氧及血流动力学情况。监测过程中一定是动态的连续的观察，发现病情变化及时报告和处理，及时记录。

（四）手术止血

创伤患者因为失血造成的死亡占 30% ～ 40%，所以在创伤患者救治中如何控制出血是非常重要的，对于外出血比较容易发现和处理，可以通过加压包扎止血、填塞、止血带等方法进行临时性控制。对于不可见的内出血可以选择胸腹腔穿刺，如果穿刺出不凝血，提示患者有实质脏器的损伤，应快速为患者进行开胸或开腹手术进行止血。同时，创伤重点超声评估（focused assessment with sonography for trauma，FAST）检查，对严重创伤的早期处理非常重要，强调由创伤救治临床医师在首次评估中操作使用，有助于迅速发现腹腔和胸腔的大出血、心脏压塞，确定休克原因，指导做出紧急手术等临床决策。

（五）手术前准备

1. 抽血化验　所有创伤患者均需要迅速抽血化验，为手术做准备，如血常规、凝血项、血生化、肝功能、肾功能、血糖、心肌酶谱、淀粉酶、血型鉴定、输血前全套等，迅速送检。可在建立静脉通道时同时采集血标本，以节约时间。

2. 交叉配血　以备术中、术后输血。采集标本时一定是双人核对，防止出现标本错误，造成不良后果。但在紧急情况下可启动紧急输血流程（图 9-6）。

3. 心电图　术前常规行心电图检查，评估患者手术耐受能力。如遇危急情况，为节约时间，可直接应用心电监护。

4. 备皮　对手术区域周围刮除体毛，如果涉及手部和脚部的手术，还要对手指甲、脚趾甲进行清洗并剪除多余指甲，避免由于毛发下或指甲下藏污纳垢引起感染。

5. 留置导尿　对于休克患者可以通过尿量、尿比重来观察病情变化；使膀胱保持空虚状态，避免术中误伤；为会阴部有伤口的患者引流尿液，保持会阴部清洁干燥；收集尿液标本做尿常规；尿量是反映患者容量状态及肾灌注的敏感指标。怀疑有尿道损伤时禁忌经尿道插导尿管，如出现尿道口出血、会阴瘀斑、前列腺触诊不清时，尽早请泌尿科医师会诊。

6. 胃肠减压　需紧急手术患者均应按饱胃者对待，需禁食水、进行胃肠减压，目的是降低胃的扩张，防止术前、术中呕吐引起窒息，减少误吸风险或吸入性肺炎，同时有助于创伤后上消化道出血的评估。但需特别注意，如确诊或怀疑筛骨板骨折，胃管应经口腔插入，防止误插入颅内（此时任何鼻咽插管都具有一定的危险性）。

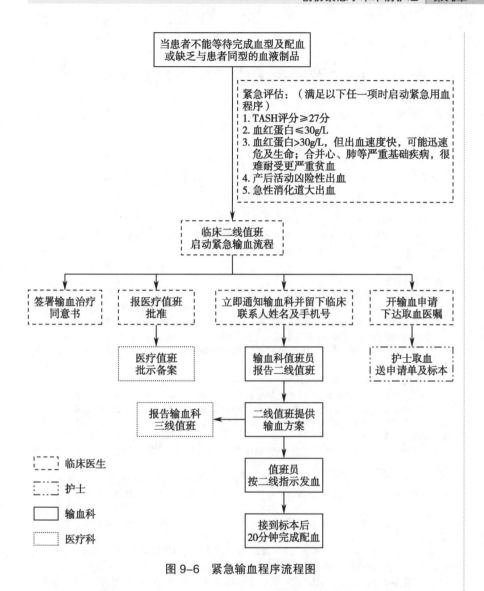

图 9-6 紧急输血程序流程图

7. **知情同意书** 术前需签署病危病重知情同意书、外出检查知情同意书、输血相关知情同意书、手术及麻醉知情同意书等。可视各单位情况统一合并为"创伤绿色通道手术同意书",强调救命,忽略细节,节约时间,必要时术后补签相关内容。如遇"三无"人员,由医教部值班员签署救治同意书(图 9-7)。

8. **危重患者交接单** 根据患者病情填写危重患者交接单,包括意识、瞳孔、皮肤、管道、用药及病情变化等。

9. **通知相关科室做好准备** 如 CT 室、手术室、专用电梯等。

119

严重创伤救治绿色通道紧急手术知情同意书

姓名： 性别： 年龄：岁 科室： 床号：

就诊号：

单位：＿＿＿＿＿＿＿＿＿＿＿＿ 身份：

临床诊断：

疾病介绍和治疗建议

　　医生已告知我患有＿＿＿＿＿，需要在＿＿＿＿麻醉下进行＿＿＿＿手术。

　　严重创伤救治体现"时间就是生命"，由于病情危重，伤情复杂，不能按疾病常规观察、检查和治疗，需紧急行有限的辅助检查，并紧急送手术室手术治疗。

手术潜在风险和对策

　　医生告知我严重创伤救治绿色通道紧急手术是一项救命性手术，手术中可能发生的一些风险，有些不常见的风险可能没有在此列出，具体的手术术式根据不同病人的情况有所不同，医生告诉我可与我的医生讨论有关我手术的具体内容，如果我有特殊的问题可与我的医生讨论。

　　1.我理解任何手术麻醉都存在风险。

　　2.我理解任何所用药物都可能产生副作用，包括轻度的恶心、皮疹等症状到严重的过敏性休克，甚至危及生命。

　　3.我理解此手术可能发生的风险

　　(1)伤情危重，在CT等辅助检查、院内转运途中、手术中及手术后随时有生命危险（死亡）。

　　(2)麻醉意外，麻醉期间可能因插管困难而导致呼吸道损伤（唇、齿、咽喉、气管等）、喉痉挛、支气管痉挛、误吸、呼吸抑制、肺栓塞、张力性气胸、脑血管意外、循环衰竭、苏醒延迟或术后声嘶等。

　　(3)因伤情变化、机体耐受能力异常而在手术和麻醉过程中出现严重心律失常，或心跳、呼吸骤停，意识障碍等。

　　(4)紧急手术为抢救生命，具体手术方式需根据手术中探查及伤者的耐受情况而定，可能行开胸、开腹或开颅探查，损伤脏器的切除与修补，严重损伤肢体截肢等，导致术后相应功能障碍等。

　　(5)术中术后可能发生动静脉穿刺并发症，包括出血、血肿形成、栓塞（血栓、气栓）、气胸、心律失常、感染等。

　　(6)术中术后需大量输血，可能发生过敏反应，发热反应，感染肝炎（乙肝、丙肝等）、艾滋病、梅毒、巨细胞病毒、EB病毒或疟疾等疾病的可能。

　　(7)因伤情复杂，紧急手术仅是救命手术，可能有一定的漏、误诊率，术后有再次手术或多次手术的可能。

　　(8)术后因病情危重需转重症医学科监护治疗。

　　(9)术后可能发生肺部感染、肺不张、呼吸功能衰竭；可能发生伤口感染、不愈合、裂开等并发症；腹部手术后可能发生肠粘连、肠瘘、肠梗阻等并发症；术后可能发生多脏器功能障碍或衰竭；可能出现其他创伤或手术后并发症。

　　(10)伤情危重，需全麻、输血、使用高值耗材等，医师将首选使用医保范围内的药物及耗材，但将产生高额医疗费用，且部分不属于医保范围。

　　(11)术中、术后可能遇到意想不到的情况，需随时与你们保持沟通，通报有关情况，并再签字。

　　(12)其他目前无法预计的风险和并发症。

笔记

严重创伤救治绿色通道紧急手术知情同意书

患者知情选择
☐我的医生已经告知我将要进行的手术方式、此次手术及术后可能发生的并发症和风险、可能存在的其他治疗方法并且解答了我关于此次手术的相关问题。
☐我同意在手术中医生可以根据我的伤情对预定的手术方式做出调整。
☐我理解我的手术需要多位医生共同进行。
☐我并未得到手术百分之百成功的许诺。
☐医师已详细告知我替代治疗方案，如：　　　，我决定放弃替代治疗方案。
☐我授权医师对手术切除的病变器官、组织或标本进行处置，包括病理学检查、细胞学检查和医疗废物处理等。
患者签名：　　　　　　签名日期：　　　年　　　月　　　日
如果患者无法签署知情同意书，请其授权的亲属在此签名：
患者授权亲属签名：　　　　与患者关系：　　　签名日期：　　　年　　　月　　　日

医生陈述
　　我已经告知患者将要进行的手术方式、此次手术及术后可能发生的并发症和风险、可能存在的其他治疗方法并且解答了患者关于此次手术的相关问题。
手术医师签名：　　　　经治医师签名：　　　签名日期：　　　年　　　月　　　日

图9-7　严重创伤救治绿色通道紧急手术知情同意书

（六）固定

利用夹板、棉垫、绷带、颈托、脊柱板、骨盆带等对四肢、脊柱、骨盆骨折的患者进行合理科学的固定，可以有效避免在转运患者的过程中或患者自身活动时造成继发损伤。

五、转运与途中监护

（一）转运前的决策

严重创伤患者转运的目的是使患者得到必要的诊治，由主管医师决定是否需要转运，应充分权衡获益和风险，对患者的病情有预见性，评估转运过程中可能出现的病情变化，提前做好抢救预案。

（二）转运的危险因素

1. **与病情相关**　①循环系统：低血压、高血压、心动过速、心动过缓、心律失常等。②呼吸系统：低氧血症、高气道压、分泌物阻塞、剧烈咳嗽等。③中枢神经系统：颅内压增高、躁动不安等。④其他：如出血、高热等。

2. **与设备相关**　①通气设备：呼吸球囊漏气或密封不好、氧气源不足等。②输注设备：电池不足、药物不够等。③静脉通路：断开、长度不够、输液架出现问题等。④监护仪：功能异常、电池不足、干扰、屏幕显示不清等。⑤负压系统：无负压吸引或吸引力不够等。

（三）转运前人员准备

需要配备至少 1 名医师、1 名护士及 1 名护工全程陪同进行转运，同时需要家属的配合。实施转运的医务人员需要具备准确的判断力，具有独立工作和应急处理问题能力；护工需要接受过专业训练，有较强的责任心。

（四）转运前药物与仪器设备准备

1. **药物准备** 根据病情准备盐酸肾上腺素、阿托品、多巴胺、去甲肾上腺素、胺碘酮、利多卡因等。

2. **仪器设备准备** 便携式监护仪、除颤仪、有效的静脉通路、吸氧管、负压吸引器、简易呼吸器、呼吸机、氧气瓶等。

（五）转运前的交流沟通

转运前与相关人员及科室做好沟通，包括向患者及家属交代病情，告知转运的必要性，获得家属及患者的同意。联系 CT 室做好准备，告知大概到达的时间。联系手术室，告知需要准备的药物和设备以及到达手术室的时间。联系专用电梯提前等候等。

（六）实施转运

1. 确认所需的仪器设备、药物已备齐且处于完好备用状态；确认各项知情同意书已签署；确认已准备好抢救预案；确认与相关人员及科室做好沟通。

2. 转运开始前尽可能维持患者的呼吸、循环功能稳定，转运过程中尽可能维持原有监测治疗的连续性，可以通过看、摸、问、听来进行病情观察。转运过程中导管处理原则见表 9-1。

表 9-1 转运过程中导管处理原则

导管名称	转运前	转运中	转运后	导管滑脱应急处理措施
气管插管	准备氧气筒和简易呼吸器	接氧气瓶吸氧，简易呼吸器备用，必要时简易呼吸器加压通气	接氧气，气管导管内给氧	打开气道，简易呼吸器加压给氧，确保呼吸通畅
胸腔闭式引流管	2 个血管钳交叉夹闭	打开	2 个血管钳交叉夹闭后打开	立即封堵伤口，防止气体进入伤口

笔记

续表

导管名称	转运前	转运中	转运后	导管滑脱应急处理措施
胃管和胃肠造瘘管	除特殊者需持续胃肠减压外，用纯净水 20～30ml 封管后夹闭	夹闭	夹闭或开放	确保患者无误吸
导尿管	夹闭	夹闭	夹闭后打开	检查有无尿道损伤
伤口引流管	夹闭	打开	先夹闭后打开	立即封堵伤口

（1）看：监护仪及呼吸机上的参数变化，患者面色及表情变化，瞳孔变化，伤口敷料渗血情况，受伤肢体血液循环情况。

（2）摸：动脉搏动是否存在，脉搏是否细速、皮肤是否湿冷。

（3）问：与患者进行交流，询问患者是否有不适，如果患者能流利清晰地回答，说明患者气道是通畅的。

（4）听：呼吸机及监护仪的报警声，患者的主诉，是否有痰鸣音，呻吟的患者突然没有声音是否发生病情变化。

（七）交接

将患者转运到手术室之后，应与手术室医务人员共同安置患者，在床旁进行详细交接，包括患者的病情、用药、皮肤、管道、病情变化等，共同在危重患者交接单上签字。交接完成后及时准确书写抢救记录，在 6 小时内完成并签字。

【常见错误】

● 在评估过程中和完成后，未给患者保暖，或将医务人员对于环境温度的舒适度作为衡量患者体温保护需求的标准。

● 忽略创伤患者颈椎保护的重要性，开放气道时使用错误手法。

● 休克患者过度补液，只注重快速提升血压，忽略限制性容量复苏的重要性。

● 未准确评估转运过程中的风险，未提前做好抢救预案。

（杨秀华　陈　敏）

 推荐扩展阅读文献

[1] 张连阳,白祥军,张茂.中国创伤救治培训[M].北京:人民卫生出版社,2019.

笔记

[2] MCSWAIN N E. 院前创伤生命支持[M]. 黎檀实,姜保国,吕发勤,译. 北京:人民军医出版社,2017.

[3] 中华医学会重症医学分会. 中国重症患者转运指南(2010)[J]. 中国急危病急救医学,2010,22(6):328-330.

[4] JACOB M,KUMAR P. The challenge in management of hemorrhagic shock in trauma[J]. Med J Armed Forces India,2014,70(2):163-179.

[5] ROSSIANT R,BOUILLON B,CERNY V,et al. The European guideline on management of major bleeding and coagulopathy following trauma:fourth edition [J]. Crit Cara,2016,20(1):100-108.

笔记

第十章　急性创面的分类、处置和护理

知识点

- 在实施合理的创面干预措施之前必须优先进行整体伤情评估，稳定伤情并及时止血包扎。
- 医用组织胶水适用于闭合最小张力的皮肤清洁创面，以及简单且已彻底清创的皮肤撕裂伤。
- 负压封闭引流技术适用于严重软组织挫裂伤及缺损、开放性骨折、挤压伤和挤压综合征、急慢性感染创面、撕脱伤和植皮术、烧伤创面、腹腔手术预防性引流、糖尿病足、压迫性溃疡等。
- 负压封闭引流技术禁用于各类活动性出血创面，正处于抗凝阶段或凝血功能异常的患者，以及恶性肿瘤未切除创面。存在特异性感染，如气性坏疽、破伤风伤口的患者需慎用。

第一节　伤口的概论

一、伤口总论

（一）定义

伤口是指当机体正常组织在受到各种致伤因素或致病因素作用下造成的皮肤及皮下组织结构发生不同程度的损伤或其完整性遭到破坏。

（二）分类

按照损伤创面的污染程度和是否发生感染可分为以下三类。

1. **清洁伤口**　指未受细菌污染，可达 I 期愈合，处理目标以清洁创面、保护新肉芽及新生上皮为主的伤口。尽可能减少换药的频率，如无明显敷料浸湿或污染，无须经常更换。

2. **污染伤口**　指留存异物或受细菌污染而未发生感染的伤口，早期处理得当可达 I 期愈合。此类伤口应该早期进行清创换药，避免进一步的感染。

3. 感染伤口 包括继发性感染的手术切口，损伤后时间较长已发生感染化脓的伤口，须行外科手术，如充分引流伤口分泌物，去除坏死组织，加强换药处理，减轻感染，促进伤口肉芽生长后愈合，属于Ⅱ期愈合。

二、常见创伤伤口概论

创伤是临床常见的一类急症，并且随着经济的发展，交通意外、高处坠伤等事故的频发，其发生率还有日益增高的趋势。有研究报道，不同创伤类型，其感染发生率差异明显，虽然清洁手术切口术后感染率最低，但也可达 2% ~ 5%，而非清洁伤口感染率则可达 40% ~ 60%。近年，有研究表明，清洁、清洁 – 污染和污染伤口的感染率分别为5.1%、10.8% 和 59.6%。在近 30 多年的抗生素治疗过程中，外科患者的感染率未降低，而创伤患者的感染率则增加。因此，加强对创伤认识，特别是加深对创伤伤口的识别、分析与处置（图 10-1），有着重要意义。

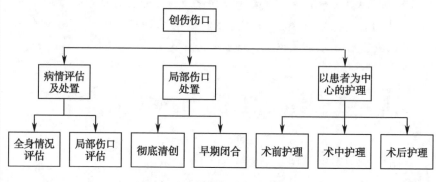

图 10-1 创伤伤口处置流程图

（一）创伤分类

常见创伤伤口类型有擦伤、切割伤、撕裂伤、穿刺伤及断裂伤等，可以根据皮肤黏膜是否完整分为以下两类。

1. 开放性创伤 皮肤和黏膜有损伤的现象。外伤可表现为不同形式的创伤伤口。

2. 闭合性创伤 体内软组织已破损，但表皮和黏膜仍完整的现象，又称挫伤。挫伤分为一般挫伤和严重挫伤。一般挫伤表现为只有组织内小血管破裂，没有合并骨折或其他内脏器官的损伤，所以只存在局部淤

笔记

青、青紫肿胀的现象。而严重挫伤除了外表淤血还伴有内脏器官损伤、骨折等现象，亦可能有内出血的状况。

（二）影响急性伤口愈合的因素

1. 患者自身情况 年龄越大，自身修复功能越差，导致伤口愈合速度减慢，感染的概率增加。此外，当患者合并营养不良、糖尿病、肾病等基础疾病时，也会影响急性伤口的愈合。

2. 伤口发生的环境 手术室和环境管理，如通风、陈设及各种标准技术规范的落实情况等均可影响手术部位感染发生率，从而影响急性伤口的愈合。

3. 伤口本身因素 如手术的种类，污染伤口的感染风险高。而手术时间的长短、伤口的大小、伤口的位置等因素也会对伤口的愈合有明显的影响。

第二节　创伤伤口的评估、处置和护理

一、创伤伤口的评估

（一）全身情况评估

评估患者的意识是否清醒，有无烦躁、神志淡漠或昏迷。同时，及时评估患者生命体征，如呼吸、脉搏、血压、体温，以及注意观察患者的尿量有无减少，患者的皮肤颜色、温度等有无异常（图 10-2）。

（二）伤口部位评估

根据伤口部位的差异性及解剖特点，应对潜在损伤进行深入评估。同时，身体不同部位对感染的抵抗力存在差异，面部头皮或胸部伤口与腹部、大腿、小腿或臀部相比，感染风险小。若面部和颈部撕裂伤与口咽部相通，则感染机会增加。

（三）致伤原因评估

根据致伤原因及致伤物体的差异性，能够判断伤口的严重程度和发展趋势。导致损伤的原因很多，了解受伤的原因，是钝挫伤、挤压伤、冲击伤，还是切割伤等对伤口的评估非常重要。

（四）局部评估

评估伤处的大小、深度和污染程度，是否有血肿和/或异物，出血量如何，有无肿胀、青紫、疼痛及功能障碍，有无合并骨折或其他脏器损伤，尤其需要注意评估是否有危及生命的合并伤，如有无呼吸系统受损、心搏骤停、大出血等。

127

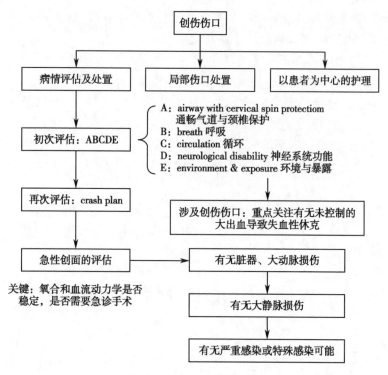

图 10-2 创伤伤口评估流程图

二、创伤伤口的急救处理

（一）止血

急性创伤性大出血是伤后早期死亡的主要原因之一，尽早有效止血至关重要，常用的外出血止血方法有以下 4 种：①指压止血；②加压包扎止血，一般用无菌纱布或敷料填塞伤口，外加敷料垫压后以绷带缠绕即可；③加垫屈肢止血，在小腿、足、前臂或手出血不伴骨折时，可用一厚棉垫或纱布卷塞在腘窝或肘窝处，然后屈曲止血；④止血带止血，若上述方法止血无效或四肢大动脉出血，可用此法。

（二）包扎

包扎的目的是保护伤口，减少污染和止血，预防感染和制动。包扎材料有绷带卷、三角巾、四头巾等。包扎时应该注意松紧度，同时注意观察局部和肢端的循环情况。如果伤口涉及全层还应该对伤口进行闭合处理，对于较深伤口或延期闭合的伤口可放置引流条进行局部引流。

（三）固定

固定可减少疼痛，防止骨折端在搬运过程中刺伤神经和血管。

（四）清创术

清创的目的是使开放污染的伤口转变成接近于清洁的伤口。伤后应尽早清创，最好在伤后 6 小时内进行，如条件不允许，可在有效的抗感染药物作用下，酌情推迟清创时间，但最长不超过伤后 72 小时。要求术中充分清除坏死或失去生机的组织、血块、异物等有害物质，控制伤口出血，尽可能将已污染的伤口变成清洁伤口，争取为伤口早期愈合创造良好的局部条件。对已感染的伤口，应清除可见的坏死组织和异物，妥善引流。二期外科处理时，如发现引流不畅或有坏死组织，应再次清创，直至伤口情况好转。清创流程见图 10-3。

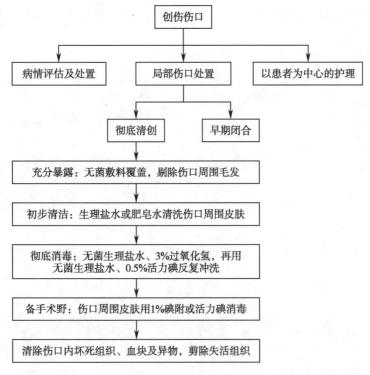

图 10-3　创伤伤口清创流程图

三、创伤伤口常用闭合方法

（一）缝合术

1. **适应证**　适用于伤后 6～8 小时以内或伤后 12 小时以内且污染较轻的各类型开放性损伤。头面部等特殊部位伤口，一般可延迟至伤后24～48 小时以内，争取清创后一期缝合。

2. **禁忌证** 重度污染伤口不宜一期缝合，化脓感染伤口应敞开引流。

（二）医用组织胶水黏合术

1. **适应证** 适用于闭合最小张力的皮肤清洁伤口，以及简单且已彻底清创的皮肤撕裂伤。

2. **禁忌证** 不适用于体内器官，脑部表面、中枢或外周神经系统的闭合；不得用于血管内膜和中膜，以免形成血栓或造成血管壁损伤；不得用于自体毛发浓密的部位或眼睛的结膜囊内，不得用于眼的表面；不得用于出现感染、坏疽的伤口或压力性损伤所致的溃疡，也不得用于外科手术前已出现全身感染、失控的糖尿病或存在影响伤口愈合的疾病或身体状况的患者；不得用于对氰丙烯酸酯类、福尔马林过敏的患者。

3. **使用方法**

（1）方式选择：伤口常规消毒、清创处理且对合紧密后，在确保符合适应证且无禁忌证的条件下，若伤口深度<1cm、长度<3cm可直接采用医用组织胶水黏合术（图 10-4）；对于深度≥1cm、长度≥3cm深达皮下的皮肤裂伤伤口，可采用内缝外粘法。

（2）涂抹胶水：在无菌条件下去除医用组织胶水封口，保持垂直尖端朝上，防止在打开时医用组织胶水洒出。用镊子将组织边缘并拢，在涂敷医用组织胶水后保持对合约 30 秒，使医用组织胶水得以充分凝固，以防伤口裂开或出现渗漏。

（3）加压包扎：医用组织胶水完全凝固后，酌情覆盖纱布或绷带，给予加压包扎。

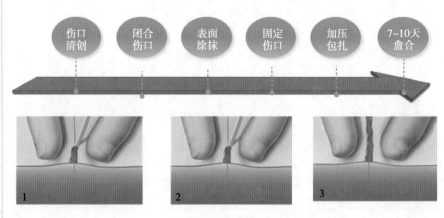

图 10-4 医用组织胶水黏合术使用流程

（三）负压封闭引流术

负压封闭引流术（vacuum sealing drainage，VSD）是将吸引装置与特殊的伤口敷料连接后，使伤口或创面保持负压状态，达到治疗目的的方法。对大面积创伤、皮肤软组织缺损、化脓性感染等均有非常好的疗效（图 10-5）。

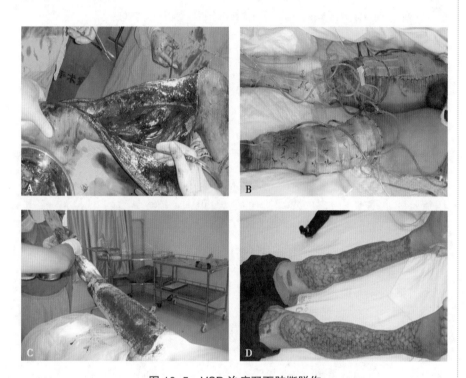

图 10-5　VSD 治疗双下肢撕脱伤
A. 术前情况；B. 术后情况；C. 术后 7 天创面观；D. 康复中创面观。

1. **适应证**　目前已应用于严重软组织挫裂伤及缺损、开放性骨折、挤压伤和挤压综合征、急慢性感染创面、撕脱伤和植皮术、烧伤创面、腹腔手术预防性引流、糖尿病足、压迫性溃疡等。

2. **禁忌证**　各类活动性出血创面、正处于抗凝阶段或凝血功能异常的患者，以及恶性肿瘤未切除创面。特异性感染患者，如气性坏疽、有破伤风伤口者需慎用。

3. **安置方法**

（1）初步处置：常规消毒、清创处理后，彻底止血，适当刮除创缘外侧皮肤 3 ～ 5cm 范围内的毛发，在确保符合适应证且无禁忌证的条件下方可使用负压封闭引流。

（2）用物选择：根据创面大小，选择适宜尺寸的创面填充敷料和足够数量的引流管。将 VSD 材料置于最佳引流位置（一般置于中央区，创面大时适当增加材料数目），应尽量使用整块敷料，不主张裁剪成细小碎片状。

（3）创面准备：酒精擦洗创周皮肤，去尽皮脂，用干敷料擦干皮肤，然后将封闭半透膜覆盖于敷料上，边缘覆盖超过创缘皮肤 3～5cm，注意粘贴紧密，避免空鼓皱褶，引流管引出部位尤其要避免孔隙形成，可以使用系膜法固定。

（4）调节负压：调整好负压源参数，将引流管接通负压源即可。

四、急性伤口护理

（一）常规护理

1. 术前护理

（1）环境准备：根据伤口类型行分诊分区处置，对清洁伤口、污染伤口及感染伤口分别安置在不同的处置间内，避免交叉感染。针对患儿特殊群体采取取个性化伤口手术间，缓解紧张情绪。保证手术间的常规消毒及无菌环境的保持，保证患者一人一物，一人一被服。

（2）物品准备：①常规物品，包括无菌手术包、无菌洞巾、无菌纱布、肥皂水、无菌生理盐水、3% 过氧化氢、碘附、无菌注射器、2% 利多卡因等；②特殊物品，包括缝线、组织胶水、VSD 引流管、VSD 敷料、负压吸引器等。

（3）患者准备：①评估患者。详细询问病史，评估患者一般情况、接受能力、医嘱依从性等。②术前宣教。手术前护士要耐心回答患者提出的问题，如实客观介绍手术方法及术后效果，以缓解患者对伤口闭合普遍存在的恐惧心理和对手术效果的过高期望，解除患者的紧张情绪，增加其信心，使患者能积极配合，以顺利完成伤口处置。③伤口准备。认真检查伤口，严格掌握组织胶水黏合术适应证，新鲜、整齐、张力小、污染轻的伤口是其绝对适应证。避免应用于四肢，尤其是关节附近活动较多、张力较大部位的伤口。根据伤口情况选择合适的闭合方式。④共同决策。根据伤口制订正确的治疗方案并详细告知患者手术相关程序、优缺点、术后注意事项及可能发生的并发症及不良反应，签写知情同意书。

2. 术中护理

（1）病情观察：协助患者取合适体位，配合医生完成手术操作，严格无菌技术。合并颅脑、胸、腹部有严重损患者，应密切观察神志、生命体征的变化。询问患者主诉，及时了解病情变化，特别是婴幼儿，严密观察口唇、面色及皮肤色泽、温度的变化。若患者发生病情变化，做好急救准备。

（2）疼痛及心理护理：根据手术方式，选择局部麻醉或神经阻滞麻醉。做好人文关怀护理，分散患者注意力，提高对手术的耐受性。询问患者局部伤口疼痛情况，使用疼痛评估表进行疼痛评分，并给予适当的镇痛治疗。

3. 术后护理

（1）体位：抬高患肢，促使血液回流。

（2）病情观察：注意患肢血供、伤口包扎松紧是否合适，观察患肢血供及伤口出血情况，严防骨筋膜室综合征。伤口引流条根据引流物情况，在术后 24 ～ 48 小时内拔除。

（3）用药护理：遵医嘱常规皮试后注射破伤风抗毒素，并留观半小时无反应后方可离开医院。酌情使用抗生素，预防伤口感染，促进炎症消退，观察患者是否出现药物不良反应。

（4）并发症：防止并发症的发生，如伤口出血或发生感染时，应及时拆除缝线、剥离组织胶水或更换 VSD 引流系统，检查原因并处理。

（二）医用组织胶水黏合术的护理

1. 充分止血　在使用前必须对伤口进行仔细止血，避免发生皮下组织积血。

2. 体位准备　当组织胶水用在靠近眼睛的脸部伤口时，应将患者放置于安全体位，以确保液体不会意外流入眼睛，并用纱布覆盖眼睛。

3. 注意事项　避免与眼睛接触，如果眼睛不小心接触到组织胶水，不要采取任何措施，也不要强行剥落。5 ～ 10 天后组织胶水会自行脱落。避免医院组织胶水与衣服、药签和手术器械接触。可以用丙酮来清除手术器械上所黏附组织胶水。如果组织胶水涂抹过量，应尽快用棉签清除多余的组织胶水，使用过量的组织胶水会减弱胶水对伤口的黏合强度。

（三）VSD 的护理

1. 妥善固定　保持创面密封，妥善固定引流管并保证通畅，血性引流液容易堵管，可用生理盐水冲洗或经常更换引流管。

2. 保持通畅　保持恒定的负压，负压值保持在 125 ～ 450mmHg，负压值过大、过小均不利于创面的愈合。经常观察负压状况，若创面敷料隆起，提示管道脱落或透明半透膜松脱，应立即处理。连续负压封闭 5 ～ 15 天应更换 1 次，避免管道扭曲、打折。

3. 观察记录　观察、记录引流量及其性质和变化。必要时可对引流液进行细菌培养，选择适当的抗生素治疗。创面周围皮肤出现红肿、水疱，提示对生物半透膜过敏，应及时停用。使用 VSD 技术 3 周后，如果创面修复没有得到任何改善，就必须寻找原因，选用其他的方法治疗，倘若创面出现病情恶化，应当立即停止用 VSD 技术治疗，并积极寻找原因及治疗方法。

4. **疼痛管理** 若创面巨大，去掉或更换敷料时必造成剧烈的疼痛，应在麻醉下实施操作，以有效控制疼痛。

（四）健康宣教

1. **家庭护理** 告知患者及家属相关注意事项：伤口保持清洁干燥，不能热湿敷，潮湿后要及时换药，避免伤口感染；抬高伤侧肢体，减轻肿胀，适当制动；术后第 3 天，携带病历到急诊复诊，特殊伤口遵医嘱；如发现伤口渗血、疼痛剧烈或指 / 趾端皮肤颜色变成紫色或黑色，随时复诊；伤口愈合过程中切勿自行剥除伤痂、摩擦撕扯或抓挠胶水保护膜，保护膜上禁止涂抹药膏、胶布等；不要用力搔抓伤痕，或在太阳下暴晒，预防瘢痕增生或色素沉着。

2. **拆线时间** 缝线的拆除时间根据患者年龄、受伤部位、血液循环情况和伤口愈合情况来决定。一般头、面及颈部伤口 4 ~ 5 天拆线；下腹部、会阴部伤口，在术后 6 ~ 7 天可以拆线；胸部、上腹部、背部及臀部伤口，在术后 7 ~ 9 天可以拆线；四肢手术拆线时间一般在 10 ~ 12 天，而减张缝合则在术后第 14 天可以拆线。青少年患者可以适当缩短拆线时间，而高龄、营养不良及糖尿病患者，可以适当延长拆线时间，也可根据患者实际情况间断拆线。

3. **健康教育手册** 给患者发放健康教育手册，包括药物和饮食指导；病历上张贴清创缝合和 / 或组织胶水黏合术后须知。

4. **破伤风、气性坏疽等特殊伤口的处置** 详见第十一章。

【常见错误】

- 在伤口评估和处置的过程中，忽略动态病情观察及急救处理。
- 大面积创面在控制活动性出血及稳定生命体征后，再进行进一步检查。
- 头部外伤因毛发遮挡易遗漏创面，应该充分暴露以便于病情评估。
- VSD 使用过程中，可能会出现负压大小不恰当或负压无效。应经常巡视观察负压状况，负压有效的标志是创面敷料明显塌陷。若创面敷料隆起，提示管道脱落或半透膜松脱，应及时处理。

（程 晶 吴 慧 刘湘萍）

推荐扩展阅读文献

[1] 程晶 . 负压封闭吸引在软组织缺损修复中的应用[C]. 第七届全国创伤学术会议暨 2009 海峡两岸创伤医学论坛论文汇编, 2009 : 443–444.

[2] 汤曼力, 周琼 . Histoacryl 组织胶水在儿童颌面部创伤中的应用效果观察[J]. 护理研究, 2012, 26(2):134–135.

[3] 杨帆, 白祥军 . 负压封闭引流(VSD)技术在各类创面的应用研究进展[J]. 创伤外科杂志, 2011, 13(1):82–85.

[4] 中国医师协会创伤外科医师分会 . 负压封闭引流技术腹部应用指南[J]. 中华创伤杂志, 2019, 35(4):289–302.

[5] 中国医师协会急诊医师分会 . 成人破伤风急诊预防及诊疗专家共识[J]. 临床急诊杂志, 2018, 19(12):801–811.

[6] SERMONETA D, DI MUGNO M, SPADA P L, et al. Intra–abdominal vacuum–assisted closure(VAC) after necrosectomy for acute necrotising pancreatitis: preliminary experience [J]. Int Wound J, 2010, 7(6):525–530.

笔记

第十一章 创伤后特异性感染的预防和处置

 知识点

- 破伤风芽孢广泛存在于自然环境中且人类普遍对破伤风无自然免疫力。创伤后早期彻底清创及人工免疫是预防破伤风的关键。
- 人工免疫可使机体产生对破伤风毒素的免疫力，有主动免疫和被动免疫两种方法，破伤风的主动免疫即一级预防，破伤风的被动免疫即二级预防。
- 破伤风的治疗：中和循环中的破伤风毒素，消除伤口中破伤风梭状芽孢杆菌，控制肌肉痉挛，治疗自主神经功能障碍，气道管理，一般支持性措施和并发症的防治，免疫预防。
- 气性坏疽的预防：早期彻底清创，早期冲洗伤口，早期注射青霉素/四环素。
- 气性坏疽的治疗：全身支持治疗，大量应用抗生素，伤口处理。伤口处理包括清创术、截肢术、负压封闭引流技术联合持续高锰酸钾冲洗治疗、高压氧治疗。

创伤后特异性感染常见的有破伤风和气性坏疽。这两种常见的特异性感染如果没有得到早期预防和及时处理，不仅给损伤肢体带来严重后果，还可危及患者生命。在临床治疗护理中，及时预防、识别并治疗破伤风和气性坏疽的发生对于提高患者生存率、降低致残率具有重要意义。

第一节 破伤风的预防、处置及护理

一、破伤风的基础知识及预防措施

（一）定义

破伤风是由破伤风梭状芽孢杆菌通过皮肤或黏膜破口侵入人体后，在厌氧环境中繁殖并产生外毒素，侵袭神经系统的运动神经元而引起的以全身骨骼肌强直性收缩和阵发性痉挛为特征的急性、特异性、中毒性

 笔记

疾病，是创伤后最严重的并发症之一。

（二）临床表现

破伤风潜伏期多数为 3 ～ 21 天，可短至
1 天内，罕见病例可长至半年以上。感染部位
离中枢神经越近，潜伏期越短，病情越严重。
临床表现包括：①张口困难，牙关紧闭；②面
部肌肉强直，呈苦笑面容；③咽肌痉挛，出现
吞咽困难；④喉肌、膈肌和肋间肌痉挛，出现
呼吸困难、窒息、发绀；⑤背部及腹部肌肉触
之坚硬，疼痛甚至呈角弓反张；⑥四肢肌肉表
现为肩部内收、肘部腕部弯曲（图 11-1）。

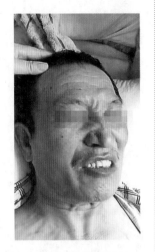

图 11-1 破伤风临床表现

（三）分级

目前应用最为广泛的是 Ablett 分级，根
据这一分级系统，将破伤风分为Ⅰ级、Ⅱ级、
Ⅲ级、Ⅳ级，临床上重症破伤风主要指Ⅲ级、
Ⅳ级。

1. **Ⅰ级（轻型）** 牙关紧闭轻至中度，无肌肉痉挛发作，吞咽困难
无或轻微，无呼吸窘迫，无自主神经功能障碍。

2. **Ⅱ级（中型）** 牙关紧闭中度，肌肉痉挛发作轻至中度、短暂，
吞咽困难中度，呼吸频率 30 ～ 40 次 /min，无自主神经功能障碍。

3. **Ⅲ级（重型）** 牙关紧闭严重，肌肉痉挛发作严重、持续，吞咽困
难严重，呼吸频率超过 40 次 /min，无法正常发音，心率超过 120 次 /min。

4. **Ⅳ级（特重型）** 牙关紧闭严重，肌肉痉挛发作严重、持续，
吞咽困难严重，呼吸频率超过 40 次 /min，无法正常发音，严重且持续
高血压、心动过速，或低血压、心动过缓。

（四）诊断

破伤风的诊断主要依据典型的临床表现，需至少有以下两项表现之
一：①牙关紧闭或苦笑面容；②疼痛性肌肉痉挛。此外，还可利用实验
室检查和压舌板试验进行辅助诊断。

1. **实验室检查**

（1）涂片镜检：取伤口处分泌物标本直接涂片后镜检。阳性为：可
见革兰氏染色阳性细菌，菌体细长，两端钝圆，无荚膜，鞭毛染色镜检
可见周身鞭毛。

（2）PCR 检测：取伤口处分泌物行厌氧菌养或破伤风梭状孢杆菌
PCR 检测。

笔记

（3）破伤风抗体检测：近期无人破伤风免疫球蛋白（human tetanus immunoglobulin，HTIG）、马破伤风免疫球蛋白［F（ab'）₂］/破伤风抗毒素（tetanus antitoxin，TAT）注射史的患者如果破伤风抗体检测阳性，患者为破伤风的可能性小，有助于除外诊断。

2. 压舌板试验　此检查方法具有较高的敏感性和特异性。对诊断有疑问的病例，可采用此法，方法为使用压舌板轻触患者咽后部，发生咬肌反射性痉挛，而非正常的反射性恶心为阳性。

（五）预防措施

1. 伤口处理措施

（1）伤口评估：仔细探查伤口，避免异物残留于伤口内。

（2）伤口周围皮肤处理：首先用无菌敷料保护伤口，然后用清水＋肥皂水清洗伤口周围皮肤两遍，最后用碘附消毒伤口周围皮肤。

（3）伤口冲洗：尽早对伤口进行冲洗，尽可能彻底清除伤口内的异物或污物。在院前，首选饮用水冲洗伤口。入院后建议使用专业冲洗器对伤口进行高压冲洗，冲洗液建议使用3%过氧化氢溶液或1:5 000高锰酸钾溶液，冲洗液的用量不少于1 000ml。

（4）伤口处理：首先对伤口进行彻底清创。对伤后时间短和污染轻的伤口可予以缝合。缝合后要对皮肤进行消毒，再给予包扎，必要时患肢制动。如伤口污染较重或受伤时间已超过8～12小时，未发生明显感染者，皮肤的缝线暂不结扎，伤口内留置0.9%氯化钠溶液纱条引流。24～48小时后伤口未出现感染者，可将缝线结扎使创缘对合。如伤口出现感染，则取下缝线按感染伤口处理。

（5）抗生素应用：未全程接种疫苗（全程接种为至少注射过3剂含破伤风类毒素疫苗）或接种史不明确的患者，可给予青霉素类抗生素，有延缓破伤风临床发作时间的可能。

2. 破伤风被动免疫

（1）定义：破伤风的被动免疫即二级预防，指机体被动接受破伤风毒素抗体，将免疫效应物，如人破伤风免疫球蛋白或破伤风抗毒素或马破伤风免疫球蛋白注入体内，使机体立即获得免疫力，用于破伤风的短期应急预防。

（2）被动免疫制剂：目前我国常用的被动免疫药物有破伤风抗毒素、人破伤风免疫球蛋白、马破伤风免疫球蛋白。

（3）特点：产生效应快，但免疫作用维持时间较短，一般只维持10天［TAT/F（ab'）₂］或28天（HTIG）。根据发生过敏反应的概率低、安全性高的原则，破伤风被动免疫制剂，首选HTIG，其次选择F（ab'）₂，最后选择 TAT。

3. 破伤风主动免疫

（1）定义：破伤风的主动免疫即一级预防，指将含破伤风类毒素疫苗接种于人体，使机体产生获得性免疫力的一种预防破伤风感染的措施。

（2）主动免疫制剂：破伤风主动免疫制剂为含破伤风类毒素疫苗（tetanus toxoid–containing vaccine，TTCV）。TTCV 包括吸附破伤风疫苗（tetanus vaccine，adsorbed，TT）、吸附白喉破伤风联合疫苗（diphtheria and tetanus combined vaccine，adsorbed，DT），以及吸附无细胞百日咳、白喉、破伤风联合疫苗（diphtheria，tetanus and acellular pertussis combined vaccine，adsorbed，DTaP）等。

（3）特点：起效慢，注射约两周左右抗体才能达到保护性水平。从未接受过 TTCV 免疫的患者应连续接种 3 剂才能获得足够高且持久的抗体水平；全程免疫后的保护作用可达到 5～10 年。

（4）国家免疫规划疫苗：自 1978 年我国开始实行儿童计划免疫，TTCV 纳入儿童常规免疫程序。《国家免疫规划疫苗儿童免疫程序及说明（2021 年版）》要求：DTaP 和 DT 共接种 5 剂次，其中 3 月龄、4 月龄、5 月龄、18 月龄各接种 1 剂 DTaP，6 周岁接种 1 剂 DT。

（5）破伤风全程免疫接种：全程接种为至少注射过 3 剂 TTCV。对于未全程接种疫苗或接种史不明确的外伤患者，应尽快完成疫苗的全程接种，以便获得长期保护。TTCV 全程接种程序：①第一剂，注射的第一剂 TTCV；②第二剂，第一剂注射后 4～8 周注射，保护作用可维持 3 年；③第三剂，第二剂注射后 6～12 个月注射，保护作用可维持 5 年；④第四剂，第三剂注射后 5～10 年，保护作用可维持 10 年。上臂三角肌肌内注射或按照说明书接种。在使用静脉注射用丙种球蛋白的当日或 28 天后可进行主动免疫。

4. 外伤后破伤风疫苗和被动免疫制剂的使用 应结合伤口性质与既往免疫史综合判断，原则如下。

（1）全程免疫最后 1 次注射后的 5 年内受外伤：清洁伤口、不洁伤口及污染伤口，应处理伤口，不推荐使用 TTCV、HTIG 或 TAT/F（ab'）$_2$。

（2）全程免疫最后 1 次注射后超过 5 年但不足 10 年时受外伤：清洁伤口不推荐使用 TTCV、HTIG 或 TAT/F（ab'）$_2$，不洁伤口及污染伤口应加强接种 1 剂 TTCV，不推荐使用 HTIG 和 TAT/F（ab'）$_2$。

（3）全程免疫最后 1 次注射≥10 年后受外伤：部分患者体内抗体水

平降至保护水平以下，均应接种 1 剂 TTCV，以快速恢复体内抗体水平，不推荐使用 HTIG 和 TAT/F（ab'）$_2$。

（4）免疫接种史不详或不足 3 次接种：清洁伤口应全程接种 TTCV，不洁伤口和污染伤口在全程接种 TTCV 的同时应注射 HTIG 或 TAT/F（ab'）$_2$。

二、破伤风的处置

（一）中和循环中的破伤风毒素

破伤风毒素与神经系统的结合是不可逆的，应使用破伤风被动免疫制剂来中和尚未与神经系统结合的循环毒素并消除其致病性。

1. **人破伤风免疫球蛋白**　首选制剂，诊断为破伤风后应尽快一次性使用 HTIG 于臀部肌肉多点肌内注射，推荐剂量为 3 000 ～ 6 000U。

2. **破伤风抗毒素或马破伤风免疫球蛋白**　不能获得 HTIG 时，可于 F（ab'）$_2$ 或 TAT 皮试阴性后，一次肌内注射或静脉注射 F（ab'）$_2$ 或 TAT 50 000 ～ 200 000U，儿童与成人剂量相同，以后视病情决定注射剂量及间隔时间。同时还可以将适量的抗毒素注射于伤口周围的组织中。F（ab'）$_2$ 比 TAT 发生过敏反应的概率低、安全性高。

（二）消除伤口中破伤风梭状芽孢杆菌

1. **彻底清创**　在给予被动免疫制剂后，及时彻底清创，消灭死腔，消除厌氧环境。清除残留异物和坏死组织，必要时扩大创面及深度，对于已结痂的伤口可清除结痂，暴露原有创面。伤口一般采用 3% 过氧化氢溶液（或 1 : 5 000 高锰酸钾溶液）和生理盐水反复交替冲洗后视情况予以旷置或充分引流；如果创面较大，可覆盖 1% 碘附纱布预防其他细菌感染。

2. **抗破伤风梭菌治疗**

（1）甲硝唑：首选用药，500mg，每 6 小时 1 次或每 8 小时 1 次，口服或静脉给药。

（2）青霉素：备选药物，先做皮试，皮试阴性后，200 万～ 400 万 U，每 4 小时 1 次或每 6 小时 1 次静脉给药。

（3）甲硝唑和青霉素联合用药：疗程建议为 7 ～ 10 天。

（4）其他抗生素：怀疑有混合感染，可采用其他相应抗生素。

（三）控制肌肉痉挛

1. **环境**　保持环境安静，避免声、光刺激，以避免诱发肌肉痉挛。

2. **地西泮**　控制痉挛发作首选地西泮。

3. **维库溴铵** 当单独使用镇静药的效果不满意时，如果已使用机械通气，可考虑肌肉松弛药（如维库溴铵）。

4. **丙泊酚** 丙泊酚也可用于重症破伤风患者的镇静治疗。

5. **硫酸镁** 静脉应用硫酸镁在缓解骨骼肌痉挛和控制自律性不稳定方面具有双重效应。硫酸镁的用法较为特殊，使用前需确保机械通气和肾功能正常，单独应用硫酸镁解痉效果欠佳，需同时联用镇静药。

（四）治疗自主神经功能障碍

1. **镇静** 纠正自律性不稳定的首要前提是给予充分镇静。

2. **吗啡** 首选药物，可使用 0.5 ～ 1.0mg/（kg·h）持续静脉泵入。

3. **硫酸镁** 硫酸镁也可作为纠正自律性不稳定的辅助用药，不推荐常规使用。

4. **α 受体拮抗药和 β 受体拮抗药** α 受体拮抗药和 β 受体拮抗药可作为纠正自律性不稳定的辅助用药，不推荐常规使用。

5. **血管活性药** 当存在低血压时应补充血容量，必要时静脉泵入多巴胺或去甲肾上腺素。

（五）气道管理

气道管理是治疗破伤风的关键措施。保持呼吸道通畅，及时处理呼吸道分泌物。对早期表现为轻型的患者应密切观察，防止发生咽喉肌痉挛窒息。肌肉痉挛控制不理想的患者，应当考虑尽早行气管切开或气管插管术。

（六）一般支持性措施和并发症的防治

1. 营养支持：能够进食者鼓励患者多进食高蛋白、高维生素、高热量且易消化饮食；不能经口进食或摄入不足者优先考虑肠内营养，尽早给予鼻饲，但应警惕呕吐、误吸，推荐抬高床头 30°～ 45°。

2. 静脉输液：维持水、电解质与酸碱平衡，并定期监测水、电解质及酸碱平衡状态，如有问题及时纠正。

3. 定期监测肾功能：对于频繁肌肉痉挛患者定期监测肾功能，警惕横纹肌溶解及急性肾衰竭的发生，必要时充分补液并碱化尿液。

4. 保留导尿：缓解尿潴留。

5. 准确记录 24 小时液体出入量。

6. 使用机械通气患者注意预防呼吸机相关肺炎的发生。

7. 还应当注意预防因长期卧床引起的并发症，如应激性溃疡、下肢深静脉血栓、压力性损伤等。

（七）免疫预防

当日在使用 HTIG 或 F（ab'）$_2$/TAT 治疗的同时注意以下问题。

1. 如果患者既往未完成含破伤风类毒素疫苗（TTCV）全程免疫（至少 3 剂）或免疫接种史不详，应完成 TTCV 全程免疫接种。

2. 如果患者既往完成了 TTCV 全程免疫，则此次加强 1 剂 TTCV。

3. 如在使用 HTIG 或 F（ab'）$_2$/TAT 治疗的当日无法接种 TTCV，应当 28 天以后开始接种。

4. 同时注射破伤风抗毒素和破伤风类毒素时，注射部位要分开。

三、破伤风的护理

1. **休息** 破伤风患者易受声光刺激导致痉挛发作，尽量收住单间，避免声、光刺激，护理治疗尽量集中，减少不必要的操作。护理患者时应做到说话轻、走路轻、操作轻，关门轻。卧床休息时，病床要加床挡，必要时加用约束带，以防止痉挛发作时患者坠床。

2. **饮食** 补充营养和维持体液平衡，给予高蛋白、高维生素、高热量且易消化饮食；不能经口进食或摄入不足者，遵医嘱给予鼻饲或肠外营养。

3. **用药注意事项** 遵医嘱用药，注意观察药物疗效与副作用，做到准确、安全用药。

4. **心理护理** 为患者提供多种医学信息，消除其对治疗和疾病本身的恐惧、焦虑和紧张，增加患者配合治疗的信心。

5. **病情观察** 严密观察生命体征，如有异常及时通知医生。

6. **抽搐护理** 患者抽搐发作时，应用牙垫，防止舌咬伤，关节部位放软垫保护，防止肌腱断裂和骨折。详细记录抽搐发作持续时间和间隔时间及用药效果。

7. **保持气道通畅** 破伤风患者抽搐频繁发作时，可发生喉肌、呼吸肌痉挛，痰液堵塞气道而窒息死亡，需要加强气道管理，必要时尽早气管插管或气管切开，及时吸痰保持气道通畅。

8. **镇静护理** 遵医嘱使用镇静药，严密观察镇静效果及药物副作用，及时与医生沟通。详见第十五章。

第二节 气性坏疽的预防、处置及护理

一、气性坏疽的基础知识及预防措施

（一）定义

气性坏疽是由厌氧梭状芽孢杆菌侵入伤口引起的一种严重的以肌

组织坏死或肌炎为特征的急性特异性感染，是创伤后最严重的并发症之一，致病菌以产气荚膜杆菌最为常见，其次是水肿杆菌和败血杆菌，少见的有溶血杆菌和生孢子杆菌，这些杆菌均属革兰氏阳性厌氧菌，广泛存在于泥土和人、畜的粪便中。

（二）临床表现

发病急剧，一般在伤后 24～48 小时内即可发病，潜伏期可短至 6～8 小时，也有晚于 5～7 天发病。

1. 局部表现

（1）伤肢胀裂样剧痛，肿胀明显，皮肤压痛剧烈，皮肤可变为紫黑色，伤口内肌肉坏死，犹如煮熟的肉。

（2）伤口周围可闻及捻发音，常有气泡从伤口逸出，并有稀薄恶臭的浆液样血性分泌物流出。

2. 全身表现

（1）早期表现：患者表情淡漠，有头晕、头痛、恶心、呕吐、出冷汗、烦躁不安、高热、脉搏快速（100～120 次/min）、呼吸急促，并有进行性贫血。

（2）晚期表现：患者有严重中毒症状，血压下降，最后出现黄疸、谵妄和昏迷。

（三）诊断

1. 临床表现　伤口出现不寻常的疼痛，伤部肿胀迅速加剧，伤口周围皮肤有捻发音，并有严重的全身中毒症状，如脉搏加速、烦躁不安、进行性贫血，即应考虑有气性坏疽的可能。

2. 伤口分泌物检查　伤口内的分泌物涂片检查有大量革兰氏阳性杆菌。

3. X 线检查　伤口肌群间有气体。

（四）预防措施

1. 早期彻底清创　伤后 6 小时内彻底清创是预防创伤后发生气性坏疽的最可靠方法。即使受伤已超过 6 小时，在大量抗生素的使用下，清创术仍能起到良好的预防作用。因此对一切开放性创伤，特别是有泥土污染和损伤严重、无生活力的创伤，都应及时进行彻底的清创。清创后，一般应敞开引流，不缝合。

2. 早期冲洗伤口　对疑有气性坏疽的伤口，可用 1:1 000 高锰酸钾溶液或 3% 过氧化氢冲洗、湿敷。对已缝合的伤口，应将缝线拆去，暴露伤口。

3. 早期注射青霉素、四环素　青霉素和四环素族抗生素在预防气

143

性坏疽方面有较好的作用，可根据创伤情况在清创前后应用，但不能代替清创术。

二、气性坏疽的处置

（一）全身支持治疗

给予患者高营养、丰富的维生素、易消化的食物，少量多次输血、补液、维持电解质平衡，对症处理。

（二）大量应用抗生素

大剂量使用青霉素（1 000 万 U/d）和四环素（2g/d），可控制化脓性感染，减少伤处因其他细菌繁殖消耗氧气所造成的缺氧环境，待毒血症状和局部情况好转后，即可减少剂量或停用。对青霉素过敏者，可改用红霉素，1.5 ～ 1.8g/d，静脉滴注。必要时可选用头孢类抗生素。

（三）伤口处理

1. **清创术**　在病变区做广泛、多处切开（包括伤口及其周围水肿或皮下气肿区），清除异物，切除已无活力的肌组织，直到具有正常颜色、弹性和能流出新鲜血的肌肉为止。敞开创面用大量 3% 过氧化氢溶液或 1∶5 000 高锰酸钾溶液、0.95% 活力碘或碘附（有效碘含量5 000mg/L）、0.9% 氯化钠溶液反复冲洗。

2. **截肢术**　对软组织损伤重，各群肌肉受广泛侵犯或肢体已坏死、失去循环，以及严重中毒症状难以控制者，应毫不犹豫地做开放性截肢，截肢时不宜使用止血带。截肢残端不缝合，用高锰酸钾冲洗湿敷，待伤口愈合后再修整。

3. **负压封闭引流联合持续高锰酸钾冲洗治疗**　行清创术或截肢术时，在彻底清创后所有伤口均使用负压封闭引流联合持续高锰酸钾冲洗治疗。7 ～ 10 天需再次清创更换人工皮，为防止高锰酸钾颗粒堵塞引流管，每间隔 2 小时快速冲洗 1 次。

4. **高压氧治疗**　一般可用 2.5 ～ 3 个大气压，在 3 日内进行 7 次治疗，第一日 3 次，第 2 日和第 3 日各 2 次，每次进行 2 ～ 4 小时，间隔 6 ～ 8 小时。在 3 个绝对大气压下吸纯氧，可使血浆中物理溶氧量较 1 个绝对大气压时增加 20 倍左右，从而可抑制厌氧菌生长和其外毒素侵入机体，达到控制病变发展的目的。

气性坏疽的治疗流程见图 11-2。

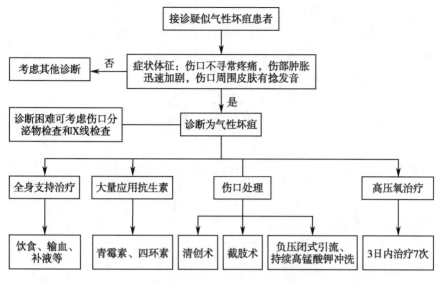

图 11-2　气性坏疽的治疗流程图

三、气性坏疽的护理

1. **严密隔离制度**　患者置于单间，按接触性隔离处理。

2. **休息**　保持病房环境安静、清洁、通风、温湿度适宜，床单位整洁。护理治疗时，减少不必要的操作。护理患者时应做到说话轻、走路轻、操作轻、关门轻，以保障患者休息。

3. **饮食**　补充营养和维持体液平衡，给予高蛋白、高维生素、高热量且易消化饮食；不能经口进食或摄入不足者，遵医嘱给予鼻饲或肠外营养。

4. **用药**　遵医嘱用药，应用青霉素前询问过敏史，注射前应做皮试，皮试时注意观察注射部位情况及患者反应，并做好过敏性休克抢救的准备。注意观察药物疗效，做到准确、安全用药。

5. **疼痛护理**　严密观察伤口的肿痛情况，准确记录疼痛的性质、特点、发作时的相关表现，遵医嘱使用镇痛药，评价镇疼效果并观察药物可能出现的副作用，及时与医生联系并取得有效处理。详见第十五章。

6. **心理护理**　为患者提供多种医学信息，消除其对治疗和疾病本身的恐惧、焦虑和紧张，增加患者配合治疗的信心。

7. **病情观察**

（1）严密观察生命体征：气性坏疽的患者常有明显的毒血症症状，

体温可高达 40℃，及时给予物理降温。

（2）观察意识变化：由于坏死组织和毒素对神经系统的破环，可造成患者意识障碍，须警惕感染性休克发生。

（3）观察伤口情况：观察病变区域皮肤颜色、温度、软组织肿胀程度、肌肉坏死情况及切开引流处渗血渗液的情况。

（4）准确记录出入量：重症患者留置尿管时，准确记录 24 小时尿量，如尿量减少，警惕发生肾衰竭。

【常见错误】

- 认为人破伤风免疫球蛋白是主动免疫制剂。人破伤风免疫球蛋白属于被动免疫制剂，是抗体，通过直接将抗体注射入体内使人体获得及时短暂的免疫保护。
- 认为创伤后均应使用被动免疫制剂，其实这样既浪费了医疗资源又增加了可能造成过敏的医疗风险。
- 认为破伤风抗毒素外伤后 24 小时内应用才有效。破伤风潜伏期多数为 1～2 周，伤后 24 小时内甚至稍晚应用都能起到预防作用。临床强调尽早应用，但只要未发病 2 周内应用，都视为有预防作用。
- 认为应用破伤风抗毒素后就不会患破伤风。被动免疫给体内带来的抗体只能维持 2～3 周，不能带来人体对破伤风杆菌的持久免疫力。持久的免疫力是依靠破伤风类毒素疫苗在体内产生的主动免疫。

（刘　月　孙丽冰　孙　红）

推荐扩展阅读文献

[1] 王传林,刘斯,陈庆军,等.非新生儿破伤风诊疗规范[J].中华预防医学杂志,2019,53(12):1206-1211.

[2] 王传林,刘斯,邵祝军,等.外伤后破伤风疫苗和被动免疫制剂使用指南[J].中华预防医学杂志,2019,53(12):1212-1217.

[3] 中国医学救援协会.外伤后破伤风预防规范(T/CADERM 3001—2019)[J].中华预防医学杂志,2019,53(10):978-981.

[4] 韦亚红,梁佳音,李飞侠,等.一例高龄外伤合并气性坏疽患者的护理[J].中华现代护理杂志,2016,22(34):5019-5021.

[5] 庄天从,陈庆军.儿童外伤后破伤风的预防误区与策略[J].中国急救复苏与灾害医学杂志,2019,14(9):864-866.

[6] 李岩,赵梅珍,赵体玉,等.外伤致气性坏疽患者急诊手术管理的循证护理[J].护理学杂志,2015,30(4):52-55.

[7] 陈孝平. 外科学[M]. 北京:人民卫生出版社,2010.

[8] 张晓萌,王艳华,王传林. 成人重症破伤风的诊断与治疗[J]. 中国急救复苏与灾害医学杂志,2018,13(11):1087-1093.

[9] 陆林,叶哲伟,安颖,等. 持续高锰酸钾冲洗联合负压封闭引流术治疗创伤性气性坏疽临床疗效观察[J]. 疑难病杂志,2016,15(9):947-950,954.

[10] 战旗. 气性坏疽的临床观察及护理[J]. 心理医生,2016,22(12):188-189.

[11] 哲伟,马凯歌,等. 负压封闭引流联合持续高锰酸钾冲洗治疗创伤性气性坏疽28例疗效观察[J]. 临床外科杂志,2017,25(9):695-697.

[12] Centers for Disease Control and Prevention(CDC). Tetanus surveillance–United States,2001–2008[J]. MMWR Morb Mortal Wkly Rep,2011,60(12):365–369.

[13] O'BRIEN C L,MENON M,JOMHA N M. Controversies in the management of open fractures[J]. Open Orthop J,2014,8(1):178–184.

[14] QUINN R H,WEDMORE I,JOHNSON E L,et al. Wilderness Medical Society practice guidelines for basic wound management in the austere environment:2014 update[J]. Wilderness Environ Med,2014,25(4 Suppl):S118–133.

[15] REKHA A,GOPALAN T R. Civilian gas gangrene:a clinical challenge[J]. Int J Low Extrem Wounds,2007,6(2):98–101.

笔记

第十二章　特殊人群损伤的护理

- 儿童严重创伤后的评估应结合其解剖与生理特性进行准确快速的伤情评估，从而减少漏诊、误诊，为患儿争取"黄金时间"，提高救治成功率，降低致残率。
- 老年人创伤存在住院率高和病死率高的特点。同等大小的暴力，老年人通常表现出更严重的损伤和并发症。约 1/3 的老年创伤并不死于直接的致伤原因，而是后期的器官功能障碍与全身并发症。
- 妊娠可以引起几乎身体每个系统的生理和解剖改变。由于这些结构及功能的改变，孕妇受伤后的症状及体征也会产生相应变化，从而影响对病情的评估，影响复苏的方式及复苏的效果，影响诊断性检验的结果。妊娠同样会影响创伤后病情的进展，以及病情的严重程度。

第一节　儿 童 创 伤

从 20 世纪 90 年代开始，儿童意外伤害已经成为导致我国儿童死亡的首位原因。在美国，每年有超过 1 000 万的儿童需要急诊救护，其中超过 1 万的严重创伤儿童最终死亡。儿童创伤中男性占 2/3，女性占 1/3，50% 与交通事故有关，是导致创伤死亡的首要因素。因此，了解儿童创伤的特点、准确分检、及时评估和护理十分重要。

一、儿童创伤常见致伤机制

儿童创伤最常见的原因包括坠落（从站立高度或更高的地方）、机动车碰撞、人车相撞或自行车撞伤、烧伤、气道异物梗阻、溺水和虐待。钝器伤较锐器伤更为常见。坠落儿童常以头部着地，因为头颅无论是体积还是重量都占儿童身体的最高比例。幸运的是，0.9m 以下的坠落很少

笔记

造成严重的头部损伤。小于 3 个月的婴儿是例外，从较低的地方坠落也会受到严重损伤。骑乘摩托车和轻型摩托车常导致严重创伤，尤其在安全带约束方法不正确时，损伤可发生于肝、脾、小肠和 / 或腰椎。

不同致伤机制常见的损伤模式如下。

1. 行人撞击

（1）低速：下肢骨折。

（2）高速：多发创伤，头部和颈部损伤，下肢骨折。

2. 汽车乘坐者

（1）没有使用安全带：多发创伤，头部和颈部损伤，头皮和面部撕裂伤。

（2）使用安全带：胸部和腹部损伤，下段脊柱骨折。

3. 高处坠落

（1）低：上肢骨折。

（2）中：头部和颈部损伤，上肢和下肢骨折。

（3）高：多发创伤，头部和颈部损伤，上肢和下肢骨折。

4. 从自行车摔倒

（1）没有佩戴头盔：头部和颈部损伤，头皮和面部撕裂伤，上肢损伤。

（2）佩戴头盔：下肢骨折。

（3）撞击把手：腹腔内损伤。

二、儿童创伤特点

儿童创伤的评估和处理流程与成人是基本一致的，但由于儿童的解剖与生理学特点，导致在相同的致伤机制下损伤模式不同。因此，了解儿童创伤特点才能实施更好的救治与护理。

1. 解剖学特点

（1）部位占比：相对于成人，儿童的颅脑占比例较大，钝性伤通常伴有颅脑损伤。除此之外，儿童的体表面积与体积的比值在出生时最高，并随着年龄的增长比值减小，因此儿童创伤时热量丢失是一个必须考虑的因素。体温过低会迅速进展并影响凝血功能及内环境，导致"致命三联征"（体温过低、酸中毒和凝血功能障碍），从而影响救治效果。

（2）发育程度：儿童骨骼尚未完全发育完成，尚未完全钙化，包含多个活动性生长中心，并且比成人柔韧。因此，儿童创伤通常不伴有损伤部位的骨折，若有骨折的发生，往往提示有较大的暴力，需考虑潜在的器官损伤。

笔记

2. **生理学特点**　低血容量是儿童创伤患者休克最常见的原因。心动过速通常是创伤儿童低血容量最早出现的体征。由于儿童生理储备较大，即使失血量高达循环血量的 45%，其血压仍有可能得以维持。因此，对于体温低、心动过速的创伤患者应考虑休克的可能性。休克的其他征象包括：脉压<20mmHg（1mmHg=0.133 3kPa）、毛细血管再充盈时间延长、皮肤花纹、肢体冰冷、意识障碍及对疼痛反应迟钝。血红蛋白和血压不是早期判断失血量和儿童失血性休克的可靠指标。创伤儿童失血性休克根据失血的多少分为四期。当失血量<15% 为 I 期，15% ～ 30% 为 II 期，31% ～ 40% 为 III 期，≥41% 为 IV 期。当患者失血量达到 40% 及以上时，可表现出心率大于 140 次 /min、低血压、无尿、皮肤苍白，毛细血管再充盈时间>20 秒，对于初始液体复苏无反应，生命体征持续异常。根据儿童创伤急救早期处理专家共识，当休克达到 IV 期时需即刻输血。

3. **心理特点**　反馈差、依从性差是儿童创伤的另一大特点。创伤对儿童造成明显的心理影响。心理压力、疼痛及感知到其他威胁会造成情绪不稳定，导致心理行为的退化，常表现为哭闹、不配合，从而导致病史采集、查体及化验检查实施起来非常困难。在任何可能的时候，给予患儿及其家属共享决策权能够更好地取得患儿及家属的配合。说话要简单、缓慢和清晰，语气要温柔和坚定，从而更好地评估患儿的生理与心理损伤。同时让父母或其监护人保持对孩子的身体和语言接触以减少患儿、父母或其监护人的焦虑情绪。

三、儿童创伤分阶段评估

1. **儿童创伤评分**　由 Tepas 等提出的儿童创伤评分（pediatric trauma score，PTS）含有 6 个变量参数，每一个变量参数均以轻微损伤或无损患者计 +2 分，重大或危及生命的损伤计 –1 分，两者之间计 +1 分，总分范围为 –6 ～ +12 分；评分越低，损伤越严重。诊断意义：9 ～ 12 分，轻度创伤；6 ～ 8 分，具有潜在生命危险；0 ～ 5 分，有生命危险；<0 分，多数死亡。PTS 评分的临界分值为 8 分，评估值<8 分则死亡危险非常大，应尽快送往专业的创伤医疗中心进一步救治。

2. **创伤快速评估**　创伤儿童被转运至医院后，应立即启动院内评估，以进一步明确儿童受伤情况和程度，为下一步医疗做好准备。创伤儿童进入急诊室后，急救人员应按照 LOC+CABC 顺序进行快速创伤病情评估。第一步是 LOC，即意识状况评估（level of consciousness），临床常用快速意识评估法（AVPU）判定患儿是否存在意识改变及其可能原因（头部创伤、缺氧、休克、药物等）。A（awake）：清醒；V（responsive to verbal stimuli）：对语言刺激有反应；P（responsive to painful stimuli）：对疼痛刺激有反应；U（unresponsive to any stimuli）：对任何刺激无反应。第二步是按 CABC 顺序进行评估：①C，控制出血（control bleeding），局部按压、包扎、止血带及止血药物的应用等，以控制活动性的外部出血；②A，气道（airway），必须确定气道是否通畅、有无梗阻（如舌后坠、气道异物等）；③B，呼吸（breathing），呼吸状况是否能保证氧合，注意是否存在张力性气胸和连枷胸等引起的异常征象；④C，循环（circulation），是否维持有效循环（心率、血压、毛细血管再充盈时间、肢端温度或皮温）及有无大血管出血，以判定是否存在休克征象。

儿童生命体征根据年龄不同而变化。

（1）心率的变化：①新生儿～3个月，清醒时85～205次/min，平均值为140次/min，睡眠时80～160次/min；②4个月～2岁，清醒时100～190次/min，平均值为130次/min，睡眠时75～160次/min；③3～10岁，清醒时60～140次/min，平均值为80次/min，睡眠时60～90次/min；④大于10岁，清醒时60～100次/min，平均值为75次/min，睡眠时50～90次/min。

（2）呼吸频率的变化：婴儿为30～60次/min，幼儿24～40次/min，学龄前22～34次/min，学龄期18～30次/min，青少年12～16次/min。

（3）血压：①1～10岁儿童的典型收缩压（第50百分位值），[90+（年龄×2）] mmHg；②1～10岁儿童收缩压下限（第5百分位值），[70+（年龄×2）] mmHg；③10岁以上儿童的正常收缩压下限，约90mmHg；④典型平均动脉压（第50百分位值），[55+（年龄×1.5）] mmHg。

3. 生命体征及专科状况的评估

（1）气道和呼吸评估：口咽部有无分泌物与异物等阻塞气道，有无气管移位；胸壁运动是否对称、有无创伤，胸部叩诊有无浊音或过清音，听诊有无异常呼吸音（吸气相、呼气相）及双侧呼吸音是否对称；呼吸频率、辅助呼吸肌运动（鼻翼扇动、吸凹、矛盾呼吸或呻吟等）；经皮动脉氧饱和度、呼气末二氧化碳监测；通过评估以判断创伤儿童气道的通畅程度；及时发现导致呼吸受损的潜在原因，如血胸、气胸、连枷胸等。

（2）循环评估：评估外周循环状况，包括心率、血压、中央和外周动脉搏动、四肢温湿度、肤色、毛细血管再充盈时间、意识状况及尿量；创伤儿童可能存在大量失血，通过评估可以了解是否已出现循环衰竭、失血性休克。

（3）神经及颅脑创伤的评估：格拉斯哥昏迷评分（Glasgow coma scale，GCS）是目前国际上通用的颅脑创伤评价方法，GCS≤8分，为重症颅脑损患者，需要立即进行颅脑损伤的专科评估，必要时进行外科干预；9～12分为中度颅脑损伤，需要严密观察，包括进行头颅CT复查，以明确损伤的类型及变化；13～15分为轻度颅脑损伤，一般无生命危险，预后良好。为了更准确地评估儿童颅脑创伤，儿童创伤救治领域的专家根据不同年龄段儿童的生长发育特点对GCS评分进行了改进，但仍需要进一步的临床验证。

（4）烧伤评估：对于烧伤患儿的评估重点在于烧伤的深度、面积和程度，以利于完成精准的烧伤治疗。

（5）疼痛评估：儿童创伤后早期即可出现不同程度的疼痛，不仅给创伤儿童带来痛苦并影响其康复，且儿童期疼痛治疗若不充分，可能导致日后疼痛反应增强，因此有必要对创伤儿童早期进行及时的疼痛评估和治疗。FLACC评分，以面部表情、腿部活动、体位、哭闹和可安慰性分别进行评分，单项分值0～2分，总分值0～10分，分值越高疼痛越严重。0分：放松、舒服；1～3分：轻微不适；4～6分：中度疼痛；7～10分：严重疼痛、不适或二者兼有。FLACC评分适用年龄段为2个月～7岁，具体内容如下。

1）面部表情（face）：无特殊表情（0分）；微笑偶尔面部扭曲或皱眉，不愿交流（1分）；持续颤抖下巴，紧缩下颌，紧皱眉头（2分）。

2）腿部活动（legs）：正常体位或放松状态（0分）；不适，肌肉神经紧张，肢体间断弯曲/伸展（1分）；踢腿或拉直腿，高张力，肢体弯曲/伸展，发抖（2分）。

3）体位（activity）：安静平躺，正常体位，可顺利移动（0分）；急促不安，来回移动，紧张，移动犹豫（1分）；卷曲或痉挛，来回摆动，头部左右摇动，搓揉身体某部分（2分）。

4）哭闹（crying）：不哭不闹（0分）；呻吟或啜泣，偶尔哭泣、叹息（1分）；不断哭泣，尖叫或抽泣，呻吟（2分）。

5）可安慰度（consolability）：平静满足，放松，不用求安慰（0分）；可通过偶尔身体接触消除疑虑，分散注意（1分）；难以被安慰（2分）。

4. 详细体格检查 详细体格检查必须在识别并处理危及生命的情况后才可进行。创伤儿童的体格检查可按从上到下有序检查，并需暴露全身全面检查。首先检查头部是否有明显擦伤、撕裂及变形；随后检查颈部是否压痛，气管位置及颈静脉的充盈情况；胸部是否有肋骨骨折，同时要及时留意有无气胸的症状；腹部特别注意有无隆起、压痛、肿块

笔记

及腹部皮肤有无瘀斑；特别应注意骨盆骨折，因其会增加腹腔后血管及泌尿系统和直肠损伤的可能性，从而增加腹腔出血的风险；四肢应注意有无压痛、肿胀变形、末梢循环减少、活动受限、神经功能损伤，并给予相应处理，直至院内进行放射影像学检查排除骨折为止。

四、儿童创伤特殊性

1. **失血性休克**　儿童严重内出血的常见部位为胸部、腹部、骨盆和长骨（股骨骨折）。尽管颅内出血很少引起失血性休克，但在小婴儿中可能会出现。当然，伤口的外出血，是血液丢失的一个重要原因。儿童基础心率较快，组织液体比例高，对低血容量的耐受较好，失血达到45%时才表现出明显的低血压。即使存在危及生命的出血，儿童也能维持血压稳定。因此，与成人相比，诊断儿童早期休克（或称代偿性休克）更加困难。对于儿童休克，持续心动过速是早期休克最可靠的指标。

2. **颅脑创伤**　在儿童患者中，颅脑创伤是最常见的死亡原因。与成人相比，儿童头颅所占的比例较大，因此儿童创伤中，需要最先关注颅脑创伤。颅脑创伤的处理目标是双重的。首先，应快速识别所有危及生命的颅内紧急情况，如硬膜外血肿。其次，注意预防颅脑二次损伤。尽管一部分脑损伤是由最初的撞击引起，但进一步的脑损伤（继发性脑损伤）却是由一些可预防的因素引起，如缺氧和休克。

3. **胸部创伤**　胸部钝伤的患儿有气胸的风险。因为儿童胸廓较小，其双侧呼吸音的改变可能较成人更微妙。即使经过仔细听诊也可能难以发现其差异。幼儿张力性气胸的诊断也较为困难，因为其颈部常粗短，可掩盖颈静脉怒张和气管移位。如果张力性气胸持续加重，气管将移至病变对侧，虽然这是一个很晚期的表现。胸腔穿刺术可以挽救生命。青春期前儿童的胸壁弹性较好，故很少见到肋骨骨折、连枷胸、心脏压塞和主动脉破裂。但是，肺挫伤十分常见。如果患儿存在肋骨骨折或连枷胸，则表明胸部遭受巨大创伤，在未能明确病情时应假定其存在严重内伤。

4. **腹部创伤**　发生在儿童中心的创伤性死亡的第二大原因为腹部钝伤引起的实质脏器的损伤和出血。常见的原因有机动车碰撞、自行车相撞、运动所致和儿童虐待。儿童的肝、脾相对较大，且都突出于肋下，故这些脏器易受到钝伤。对患儿的评估必须要快。如果钝伤患儿出现休克且无明显的出血部位，则应考虑存在内出血。

5. **脊柱创伤**　尽管儿童颈短、头大、韧带松弛，但在青春期前仍很少出现颈椎损伤。当发生颈椎损伤时，小于 9 岁的儿童多为上颈段损伤（$C_{1~3}$），而年长儿及成人则多出现下颈段损伤（$C_{5~7}$）。年龄在 8 岁以上的孩子需要身下置放垫子以保持颈部位于中线位置。

五、儿童创伤救治原则

儿童时期对任何事情都感到好奇，但是由于儿童对周围环境缺乏认识，缺少自我控制能力，加上动作协调性差，容易发生一些意外创伤。加之儿童有其独特的生理特点，如因为血容量比较少，对血液的丢失特别敏感。因此，儿童创伤救治有其相应的原则：①儿童创伤处理的基本流程与所有创伤救治流程相同，即快速评估，及时发现并处理即时危及生命的创伤；全面评估，全面了解创伤的情况，发现潜在的风险；持续观察评估和治疗。②有组织的儿童创伤救治团队能提高儿童创伤救治的成功率。③要根据儿童创伤的特点，对儿童创伤的部位进行针对性的治疗。④当需要进行复苏时，实行儿科高级生命支持（pediatric advanced life support，PALS）复苏流程。

六、儿童创伤院内救治

儿童因其年龄及生理特点，其创伤的临床救治有不同于成人之处，需要及时、专业的多学科协作救治。

1. **液体复苏**　液体复苏的目标是尽快补充循环血容量。婴儿的血容量可以估算为 80ml/kg，儿童为 70ml/kg。当怀疑休克时，首次负荷量需要 20ml/kg 的等渗晶体液。儿童创伤的复苏过程中，静脉通路的迅速建立十分重要，儿童创伤仍首选外周静脉经皮穿刺为主，在穿刺困难情况下，可考虑通过骨内针经骨建立输液通道（骨内通道不能建立在明确或怀疑骨折的肢体上）或进行股静脉置管。液体复苏过程中应严密监测心率、血压、中心静脉压、尿量、血细胞比容；若血压和循环灌注稳定，应尽早停止液体复苏。

2. **保持气道通畅**　如果确定存在气道阻塞，则在保持颈部固定的同时用双手抬高下颌，这可以将相对较大的舌头抬离气道。从后咽部吸出口腔分泌物和任何呕吐物有助于改善气道阻塞。昏迷的患儿，插入口咽通气道可帮助保持梗阻气道的开放。如果患儿的牙齿有松动，则需确保拔除以免患儿误吞入气管。患儿的枕部较大，故其常导致平卧位患儿颈部发生弯曲及气道封闭。为了避免颈椎过度屈曲，需要确保中面部的平面与脊柱板平面平行并处于中立位，而不是"嗅探"体位。在患儿整个躯干下面放置一个 1 寸（约 3.3cm）厚的垫子可以保持脊柱

笔记

自然成一直线，保持颈部居中（图12-1）。颈部伸展过度也可导致气道闭塞。

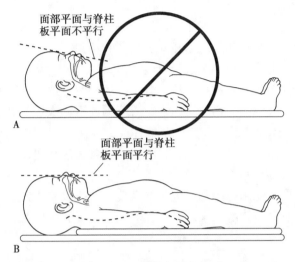

图 12-1　维持气道的体位

A. 维持患儿气道通畅的不正确体位。因为后枕部大产生颈椎被动屈曲，这样导致后咽部向前推移。B. 维持患儿气道通畅体位。为了避免颈椎过度屈曲，需要确保面部平面与脊柱板平面平行并处于中立体位，而不是"嗅探"体位。在患儿整个躯干的下面放置一个3.3cm厚的垫子将可以保持脊柱自然成一直线。

3. **预防低氧血症**　儿童颅脑创伤增加脑细胞的代谢率，减少了部分脑血流。因此，与成年人一样，所有颅脑创伤的儿童，应给予100%的氧气。除非患儿存在脑疝，否则不应过度通气。如有条件，应通过呼气末二氧化碳波形图监测通气。

4. **保证充足的脑血流灌注**　必须确保脑部的血氧供应。

5. **防止误吸**　头部受伤的患者经常呕吐。要做好随时对头部受伤患儿进行负压吸引的准备。

6. **保暖**　体温过低可能显著影响患儿的复苏效果、延长凝血时间并对中枢神经系统功能产生负面影响。在初次复苏阶段的过程中，一旦检查患儿，重要的是使用暖的毛毯覆盖患儿全身以减少不必要的热能丧失。当充分暴露患儿时，需要使用加热器或暖毛毯以维持体温；复苏中使用的液体、血制品和吸入气体及室内气流最好能加温处理。

7. **病情观察**　儿童的血容量为80～90ml/kg，所以10kg儿童的血容量尚不足1L。3～4处的撕裂伤即可造成200ml的失血，这就占10kg体重儿总血量的20%。所以对儿童失血的重视程度应高于成人。在婴儿，应注意颅内出血可能引起失血性休克的发生。

笔记

第二节 老 年 创 伤

　　创伤在老年群体中的发生率越来越高，而且和年轻人相比，老年创伤的死亡率及并发症的发生率相对要高。目前世界范围内，据联合国统计，有 5 亿以上的人口年龄超过 65 岁。预计到 2050 年，全球的老年人将占总人口的 22%。在中国，这一数字会达到惊人的 34%。目前创伤已经是威胁老年人死亡的第五位因素，占全因死亡构成比的 25%，并消耗了超过 1/3 的医疗资源。作为一个群体，老年患者对于创伤的耐受力要弱于年轻患者。同等大小的暴力，老年人通常表现出更严重、更多系统的损伤和并发症。即使损伤不重，很多老年患者的治疗结局也不理想。很多学者提出，使用患者的生理年龄替代实际年龄来界定老年创伤将更有意义，但对同质化的要求较高，在实施方面尚存在困难，所以本节仍使用>65 岁作为界定老年人的标准。

一、老年创伤常见致伤机制

　　跌倒是老年人意外损伤和死亡的最常见原因，40% 的死亡是因为跌倒。随着年龄的增长，跌倒发生率和并发症的严重程度增加，大量的急诊科就诊和随后的住院治疗归因于跌倒。跌倒最常由老化过程的累积影响和环境危险因素引起。中枢神经系统和肌肉骨骼系统的改变使老年人不如年轻人灵活和柔韧。老年患者更有可能有步态障碍。视力、听力和记忆功能下降使老年人存在引起跌倒的高风险因素。由于头晕和眩晕导致的跌倒在老年人中极为常见。

　　此外，药物（包括酒精）导致了很多跌倒的发生。因为多种药物的影响，尤其是抗凝血药的使用，看起来轻微的致伤机制可以导致潜在致命的损伤和并发症。华法林和氯吡格雷是老年人常用药物。服用这些药物合并创伤性脑损伤会增加不良结果的可能性。β 受体拮抗药可以减弱心血管对低血容量的反应。

二、老年创伤特点

　　老年患者在致伤机制较轻的情况下，也会发生较为严重的创伤。因为生命体征是随着年龄、受伤前的疾病（高血压）、受伤前使用的药物（β 受体拮抗药）而变化的，所以老年人对创伤的生理反应和年轻人是不同的。老年人创伤的救治流程与普通成人一致。但随着年龄的增长，老年人身体的各个脏器正常功能逐渐衰退，这可能是老年人损伤的高危

笔记

因素，包括以下几个部分。

1. **生理因素** Morris 等报道，40 岁以后机体即会出现器官功能的退化，但退化程度、速度在不同的个体差异较大。①牙齿松动，牙龈疾病，以及义齿的使用使老年患者更易发生气道阻塞；②60 岁以后呼吸系统的衰退进一步加快，尤其是对于有吸烟史或污染环境工作史的老年患者，呼吸系统的衰退则更加明显；③心脏和血管的退变导致血液循环的减弱，心排血量和每搏输出量减少，心脏传导系统退化，心脏瓣膜功能减退，这些改变使老年患者容易罹患充血性心力衰竭和肺水肿；④老年人存在一定程度脑萎缩，但颅脑最外层的硬脑膜却保持牢固地黏附于颅骨，这就使得脑组织与颅骨之间的空间增大，当发生碰撞时，这一空间增加了发生硬脑膜下血肿的概率；⑤老年人的体温调节机制衰减，使得遇到创伤时不能维持正常的体温，更易发生体温过低；⑥许多老年患者大多存在体脂下降、骨质疏松及骨密度降低，这使得他们更容易发生骨折。

2. **伴发疾病** Milzman 等报道，创伤患者伴随疾病的平均年龄（49.2 岁）明显高于健康组（30.0 岁），并且病死率（9.2%）是健康组（3.2%）的 3 倍。创伤伴慢性疾病占全部创伤的 8% ~ 20%，在 65 岁人群中可以达到 44%，75 岁则高达 65%。高血压病、肺疾病、心血管疾病、糖尿病及肥胖是老年创伤前 5 位的伴随疾病。当存在三种及以上伴随病时，病死率将从无伴随病的 3.2% 上升到 25%。

3. **药物因素** 许多老年患者由于伴随疾病长期服用某些药物，而药物的作用会对创伤的评估和救治产生影响。抗凝血药有增加出血的风险；降压药及外周血管扩张药会阻碍低血压时血管的收缩；β 受体拮抗药会降低心肌收缩力，在低血容量性休克时也是一样。抗高血压药、抗凝血药、β 受体拮抗药、镇静药和降糖药可能改变老年患者对创伤的反应。因此，对于患者所服药物的评估可以更好地协助我们判断患者的病情。

三、老年创伤评估

虽然和年轻人相比，老年患者的致伤机制可能不同，但评估和治疗的优先次序是一样的。一般来说，老年患者会有更严重的损伤和并发症。在处理创伤患者时，老年人并不应有特别优先权，但是必须考虑以下重要问题。

老年人的各个器官系统无法像年轻患者一样有效地发挥功能，特别是心血管系统、呼吸系统和泌尿系统。大多数老年患者可能有慢性疾病，这使得创伤护理过程变得复杂。判断影响初始评估和治疗的药物包括华法林、氯吡格雷、其他抗凝血药、阿司匹林、β受体拮抗药及 ACE 抑制药。考虑常见的、急性的、非创伤的会使得老年创伤症状复杂的事件包括急性冠状动脉综合征、低血容量/脱水、尿路感染、肺炎、急性肾衰竭、脑血管事件及晕厥。

轻微暴力即可引起骨折，髋部及股骨骨折即使得到很好的护理也是有生命危险的。阿尔茨海默病和谵妄同样可以导致意识障碍，从而导致识别休克和创伤性颅脑损伤的时间延迟，这些因素很容易导致紧急救援系统（emergency medical service，EMS）或急诊室医师分流不当，会使老年创伤患者的病死率增加 2 倍。

四、老年创伤特殊性

1. **大脑和脊髓损伤** 老年患者出现更多的硬膜下和脑实质内血肿。老年患者硬膜下血肿的发生率约是年轻患者的 3 倍，部分原因是因为老年人更可能因为心脑血管疾病而服用抗凝血药。硬膜下血肿可能导致逐渐加重的神经功能损害，特别是老年患者。先前跌倒引起的慢性硬膜下血肿可能是随后再次跌倒的原因。脊椎损伤通常由跌倒后相对轻微的过伸或后方机动车撞击导致。

2. **胸部损伤** 所有年龄段患者胸部损伤的发生率差不多，但是老年人的病死率更高。伴随肋骨骨折或肺挫伤的胸部损伤是最常见的，也是难以耐受的。65 岁以上的老年患者合并多发肋骨骨折有更高的并发症发生率和病死率，因此呼吸衰竭可能逐渐或出乎意料地发生。

3. **低血容量** 在评估老年创伤患者时一个常见容易犯的错误就是认为"正常"的血压和心率代表正常的血容量。早期的心电监测是必需的。早期的休克征象可能被患者早期没有心动过速掩盖。

4. **体温过低** 老年患者皮肤调节温度的能力丧失，抵抗细菌的能力下降，伤口愈合明显受损，因此受伤的老年患者必须预防体温过低。

5. **肌肉骨骼系统损伤** 老年患者最常见的骨折部位是肋骨、近端股骨髋部、肱骨和腕部。老年人尤其容易出现长骨骨折，伴随着致残、相关肺部并发症和死亡。早期的骨折固定可以降低这种风险。复苏应该着重于在骨折固定之前尽早恢复正常的组织灌注。

6. **免疫力和感染** 老年患者对于感染的耐受能力下降，而且更加容易出现多器官功能衰竭。

7. **营养和代谢** 老年人慢性营养不良很常见，营养不良的状态促成并发症发生率的升高。损伤的老年患者早期和足够的营养支持是成功

笔记

创伤救治的基础。

五、老年创伤的救治原则

老年人骨质疏松比较多见，创伤时容易出现颈椎的损伤，要注意保护患者的颈椎。保持气道通畅，注意清除患者口中的义齿等异物，保证足够的氧供。患者意识障碍可能由颅脑损伤引起，也可由基础疾病或代谢紊乱引起，要注意鉴别。老年人体温调节能力差，应注意保暖。对需要手术治疗的创伤，要果断地进行手术，不能因高龄而采取消极的治疗态度。除以上特殊点，老年创伤需要遵循一般人群的原则进行救治。

六、老年创伤患者特有院内护理

在老年创伤患者刚入院后，积极咨询具有老年创伤救治护理经验的专家，在并发症发生之前对其进行评估。这一评估包括多维度、多学科的诊断评估工具，用于收集患者的医疗、社会心理学、功能能力等数据。这些信息有助于制订下一步的治疗和随访计划。22 个随机对照试验（包括 10 000 例患者）的研究结果证实，综合全面的评估提高老年创伤患者的生存率，同时增加患者出院后 1 年居住在自己住所的时间。对于老年创伤患者，积极的咨询可以减少谵妄的发生，降低院内摔倒的概率，降低出院之后长期康复的概率，缩短住院时间。

第三节　孕　妇　创　伤

创伤在妊娠期的发生率为 6% ～ 7%，是除外妊娠合并症和并发症导致孕妇死亡的主要原因，约占母体死亡的 20%。在创伤原因中，约 70% 为交通事故伤，坠落伤和身体虐待伤占妊娠期创伤总数的 10% ～ 31%。缺氧、感染、药物影响和早产是影响孕妇创伤和胎儿的发病率和病死率的因素。

为适应胎儿生长发育的需要，整个妊娠期母体的解剖及生理发生较大的改变，由于这些改变孕妇受伤后的症状及体征也会产生相应变化，从而增加了创伤尤其是闭合性创伤的诊断及处理难度，同样也会影响创伤后病情的发展及严重程度，甚至有可能危及母婴生命。

如果患者是一名孕妇，意味着要处理的是两个患者：母体和胎儿。恰当地治疗母亲就是对胎儿最好的照顾。如果在病情管理的关键时刻明确需要进行 X 线检查，则不应因为妊娠而拒绝。不过，孕妇和非孕妇在治疗上的优先权是一样的。

笔记

一、孕妇创伤常见致伤机制

妊娠创伤绝大多数为钝性伤，其中机动车交通事故所占比例最大，约占 60%，坠落和直接暴力也占有相当大比例。孕妇有腹壁、子宫及羊水构成的外力缓冲系统，故相较于直接暴力而言，突然的加速减速更容易造成胎盘剥离，影响胎儿。

二、孕妇创伤特点

创伤对于孕妇的影响取决于孕周、创伤的类型和严重程度，以及对子宫和胎儿生理功能的破坏程度。

1. **解剖学特点** 妊娠后，子宫增大变软，妊娠晚期，子宫略右旋，与左侧乙状结肠占据有关。足月时，子宫长约 35cm，重量约 1 000g，宫腔内容积增加至 5 000ml，为非孕期的 1 000 倍。妊娠 3 个月后，胎儿形成并且子宫快速增大，妊娠 5 个月子宫底平脐，妊娠 7 个月子宫底达上腹部，故钝性伤时，子宫及其内容物更容易受到损伤。子宫的进一步增大导致孕妇的肠管被推至上腹部，因此在孕晚期，上腹部的锐器伤则可能导致复杂的肠道损伤。

2. **生理学特点**

（1）血液循环系统：妊娠 6 ～ 8 周起血容量开始增加，妊娠 32 ～ 34 周达高峰，增加 30% ～ 45%，平均约 1 500ml。其中，血浆增加多于红细胞增加，红细胞被相对稀释，孕妇会出现生理性贫血。正常孕妇在丢失 1 200 ～ 1 500ml 血液才会表现出血容量不足的症状和体征，但胎儿对灌注不足的反应则表现为心率下降。血液中的白细胞、纤维蛋白原、凝血因子也增加，血液黏稠处于高凝状态，红细胞沉降率加快。心排血量增加，心率增快在妊娠 20 ～ 28 周达高峰，心率可增快 10 ～ 15 次 /min。妊娠晚期，增大的子宫使膈肌上抬，心脏向左前上方移位，大血管扭曲，故心尖部和肺动脉瓣区可听到柔和的吹风样收缩期杂音。妊娠第 4 ～ 6 个月时，收缩压和舒张压可能降低 5 ～ 15mmHg，在妊娠末期恢复至正常水平。

（2）呼吸系统：妊娠期因气体交换量增加，呼吸稍快，但小于 20 次 /min。上呼吸道黏膜增厚，轻度充血水肿，使局部抵抗力降低，易发生感染。当孕妇 $PaCO_2$ 达到 35 ～ 40mmHg 时，则提示可能存在潜在的呼吸衰竭。

（3）消化系统：受孕激素影响，胃肠平滑肌张力降低，肠蠕动减弱，胃排空时间延长，加之妊娠期孕妇腹内压增加，容易发生腹膜腔间隔室综合征。早期的胃肠减压对于降低腹内压及防治误吸尤为重要。

（4）泌尿系统：妊娠期，肾血流量增加，肾小球滤过率增加，血浆肌酐及尿素氮可降至正常值的一半。因此，创伤后出现血浆肌酐及尿素氮升高，要注意肾功能异常的发生。

（5）肌肉骨骼系统：到妊娠 7 个月的时候，耻骨联合增宽至 4～8mm，而且骶髂关节间隙增宽。在发生合并骨盆骨折的钝性创伤之后，围绕妊娠子宫大的、充血的骨盆血管可以导致腹膜后大量出血。

（6）神经系统：子痫是妊娠晚期的一种并发症，可以与头部损伤表现相类似。如果癫痫发作合并相关的高血压、反射亢进、蛋白尿和周围水肿应该高度怀疑该病。

三、孕妇创伤评估

孕妇创伤评估处理的流程与普通成人一致。但其评估与救治是针对两个个体。原则上，无论创伤发生在妊娠何期，基本抢救原则是首先评估和救治母体，在进行了初步的评估及救治后再评估胎儿。

《加拿大 2015 年孕妇创伤处理指南》对孕妇创伤的评估主要包括以下方面。

1. 初次评估

（1）育龄期女性发生严重受伤后均应怀疑有怀孕，直到妊娠试验或超声排除（ⅢC）。

（2）对于半清醒或昏迷状态者应留置胃管，以防误吸酸性胃内容物（ⅢC）。

（3）至少维持血氧饱和度在 95% 以上，以确保胎儿充分的氧合（Ⅱ1B）。

（4）必要时放置胸管引流，注意胸管位置要比其他人高 1～2 个肋间隙（ⅢC）。

（5）严重创患者需要开通两路静脉通路（14～16G）（ⅢC）。

（6）当且仅当难治性低血压、对液体复苏无反应时才使用升压药（Ⅱ3B）。

（7）中期妊娠后发生损患者，妊娠子宫需避开下腔静脉（以增加回心血量和心排血量），可采取徒手移开或向左侧倾斜子宫的办法（Ⅱ1B）。

（8）为避免 Rh 阴性患者发生 RhD 同种免疫反应，必要时先输 O 型阴性血，直到获得交叉配血（ⅠA）。

（9）因会降低胎盘灌注，如果使用抗休克裤，避免对腹部部分进行

笔记

充气（Ⅱ3B）。

（10）胎龄小于 23 周或胎儿无存活者送至急诊室；非致命性（肢体）损伤或胎龄大于 23 周且胎儿尚存活者则转至产科；当损伤严重时，不论胎龄多长时间均应转至创伤单元或急诊室（ⅢB）。

（11）当损伤严重性不明、胎龄不明时，患者应先在创伤单元或急诊室评估以排除严重创伤（ⅢC）。

2. 急诊室评估

（1）严重创伤时，评估、稳定及处理应摆在第一位。如果胎儿存活（≥23 周），则进行胎心率评估并启动胎儿监护，尽快请产科会诊（ⅡB）。

（2）胎儿存活（≥23 周），怀疑有宫缩、胎盘早剥、创伤性子宫破裂，推荐立即请产科急会诊（Ⅱ3B）。

（3）孕龄≥23 周后发生创伤的，如有阴道出血，应推迟做阴道指检或阴道镜检查，直到既往或当前超声检查排除前置胎盘（ⅢC）。

3. 母体评估

（1）不应因担心胎儿辐射暴露而推迟母体的影像学检查（如腹部 CT）（ⅡB）。

（2）当母体受益优于胎儿潜在风险时，可考虑使用基于钆的造影剂（ⅢC）。

（3）血液检查应包括检测凝血功能（包括纤维蛋白原水平）（ⅢC）。

（4）考虑腹部出血时，应行 FAST 检查（Ⅱ3B）。

（5）怀疑腹腔出血时，腹部 CT 可作为诊断性腹腔灌洗或开放灌洗的替代手段（ⅢC）。

4. 胎儿评估

（1）孕龄≥23 周者均应至少维持 4 小时的胎儿心电监护（Ⅱ3B）。

（2）孕龄≥23 周且伴有以下情况的需要观察 24 小时：子宫压痛、明显的腹痛、阴道流血、持续宫缩（>1 次 /10min）、羊膜破裂、非典型或病态类型胎心率、高危致伤机制、血清纤维蛋白原水平<200mg/dl（ⅢB）。

（3）所有 RhD 阴性者均应给予抗 D 免疫球蛋白（ⅢB）。

（4）RhD 阴性者应进行母胎出血定量试验（如 Kleihauer-Betke 试验），以确定是否需要进一步给予抗 D 免疫球蛋白（ⅢB）。

（5）孕龄不确定而预期有必要进行分娩者，需要行紧急产科彩超检查（ⅢC）。

（6）创伤后活胎且胎儿监护超过 4 小时的，在出院前应进行产科超

笔记

声检查（ⅢC）。

（7）涉及暴力（尤其是出于法律目的）的情况下应仔细记录胎儿安全问题（ⅢC）。

5. 创伤产科并发症 超声诊断不应延误可疑胎盘早剥的处理（因诊断敏感性不高）（Ⅱ3D）。

6. 特殊问题

（1）破伤风疫苗安全，有指征时应予以使用（Ⅱ3B）。

（2）应追问患者是否存在家庭或亲密伴侣的暴力（Ⅱ2B）。

（3）应对孕妇强调搭车前往医院做产前检查系好安全带的重要性（Ⅱ2B）。

（4）孕妇发生心搏骤停，孕龄≥23周且胎儿存活，尽可能地在不迟于4分钟的时间进行剖腹手术，以期抢救孕妇与实现胎儿保命（ⅢB）。

四、孕妇创伤特殊性

大多数致伤机制与非妊娠患者所遭受的致伤机制类似，但是，必须识别遭受钝性或穿透性损伤妊娠患者的不同。

1. 孕妇钝性损伤 腹壁、子宫肌层和羊水对胎儿起到缓冲作用避免钝性创伤的直接作用。尽管如此，如果母亲腹部受到仪表盘或方向盘等物体的直接撞击或受到钝性器械打击时，胎儿损伤仍然可以发生。间接胎儿损伤可能发生于快速挤压、减速和对冲效应，或者剪切力导致的胎盘剥离。

2. 孕妇穿透性损伤 由于妊娠子宫体积增大，其他脏器相对受到保护以免受穿透性损伤，然而子宫受伤的概率增加。

五、孕妇创伤院内护理

1. 保持气道通畅及充分氧合 保持气道通畅和充分氧合是孕妇创伤救治的首要问题。为胎儿提供充足氧气需要给母体吸入100%的氧气。

2. 体位 将床板向患者左侧倾斜或旋转15°～30°，用毛巾或手将患者右髋关节抬高10～15cm，使子宫转向左侧，从而减轻下腔静脉受压。当妊娠20周以上孕妇处于仰卧位时，妊娠子宫压迫下腔静脉引起低血压并且回心血量减少30%，称为仰卧位低血压综合征。左侧卧位时可增加30%心排血量，并恢复血循环。在孕妇复苏、转运及非产科手术的围手术期，子宫都应一直保持左侧位置。

3. 液体复苏 孕妇对于低血容量耐受较好，但胎儿非常敏感，所以早期准确的判断和积极的液体复苏非常重要。谨慎使用血管活性药物，因为这会明显影响胎儿的氧供。

4. **病情观察** 密切观察患者生命体征变化情况，需要参照孕妇的范围指标，避免错误的评估与处理。

5. **腹部的检查** 对于腹部创伤的孕妇，需考虑子宫或腹膜后隐匿出血的可能。妊娠期间随着体内激素的变化，腹膜表面敏感性降低，腹壁逐渐膨胀，因此当出血发生在腹膜腔内，压痛、腹肌紧张可能还未出现，需动态观察孕妇生命体征及腹部情况。应该观察阴道分泌物的情况，判断是否有阴道出血，但需要注意子宫损伤引起胎盘剥离或子宫破裂大出血在早期可能不会见到阴道出血。对于胎儿，动态的评估更为重要，持续的超声多普勒胎心监护可以及时地得到反馈和处理。所有妊娠创伤，即便是轻微伤，也不能忽视，因为可能对胎儿造成不可逆地损伤。

【常见错误】

- 儿童创伤通常对患儿心理及生长预后产生明显影响，对于儿童的护理除了考虑到生理状态的痊愈，还应该考虑到心理护理及后期随访的工作。
- 儿童损伤会导致显著的失血，但由于儿童的生理储备使得在出现休克时收缩压仍能维持在正常范围，而误导医务人员对早期休克的判断。心动过速和皮肤灌注不足经常是识别早期低血容量和早期开始液体复苏的唯一关键指标。
- 对于老年患者的基本情况评估，易漏掉既往史及服药史，最终导致对于老年患者的评估不完整，病情判断不全面。
- 在评估老年创伤患者时一个容易犯的错误就是认为"正常"血压和心率代表正常的血容量。早期实施血流动力学监测是必需的。
- 在母体稳定的情况下，轻视了创伤对胎儿的影响。胎儿对母体创伤的应激更敏感，代偿能力更差。
- 母亲损伤的严重程度决定母亲和胎儿的结果。即使是轻微损伤的妊娠患者也应该仔细观察，因为轻微损伤有时也可能与胎盘剥离和流产有关。
- 不能很好地评估孕妇生理状态下的血容量，或为了获得及时的复苏，可使用血管活性药物。低血容量和血管活性药物均会对子宫血管产生明显影响，从而导致胎儿缺氧。

（程 晶 吴 洁 李哲英）

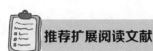

推荐扩展阅读文献

[1] 儿童创伤急救早期处理专家共识组. 儿童创伤急救早期处理专家共识[J]. 临床儿科杂志, 2017, 35(5): 377-383.

[2] 高恒妙. 儿童创伤生命支持[J]. 中国小儿急救医学, 2019(2): 90-95.

[3] 叶盛, 许丹. 儿童多发创伤的液体复苏[J]. 中国小儿急救医学, 2019, 26(5): 368-371.

[4] GUBLER K D, MAIER R V, DAVIS R, et al. Trauma recidivism in the elderly [J]. J Trauma, 1996, 41(6): 952-956.

[5] JAIN V, CHARI R, MASLOVITZ S, et al. Guidelines for the management of a pregnant trauma patient [J]. J Obstet Gynaecol Can, 2015, 37(6): 553-574.

[6] SHAKERIAN R, THOMSON B N, JUDSON R, et al. Radiation fear: impact on compliance with trauma imaging guidelines in the pregnant patient [J]. J Trauma Acute Care Surg, 2015, 78(1): 88-93.

笔记

第十三章 灾害批量伤检伤分类

第一节 概　　述

一、灾害定义

　　根据世界卫生组织（World Health Organization，WHO）的定义，任何造成了环境破坏、经济损失、人员严重伤亡的事件，如果其破坏力超过了当地的可承受能力，需要向外界求援的时候，灾害就发生了。所以灾害（disaster）是对能够给人类和人类赖以生存的环境造成破坏性影响的事物总称。WHO的灾害定义强调了不管是自然灾害还是人为灾害，其破坏的严重性超出了受灾地区本地资源所能应对的限度，需要国内或国际的外部援助以应对这些后果，而一般本地就可以应对的突发事件不属于灾害的范畴。

二、灾害原因与分类

灾害主要来自天体、地球、生物圈三个方面，以及人类本身的行为，其成因非常复杂。根据引起灾害的原因，以往将灾害分为两大类，即自然灾害（natural disaster）和人为灾害（man-made disaster）。自然灾害后发生的许多后果往往与人为因素有关，灾害的性质和强度虽与自然灾害发生的方式有关，但也与受灾地区的人口分布、易损性、应急预案、减灾措施等有关。很大程度上，灾害的严重程度是由人的行为决定的。灾害的具体分类如下。

（一）自然灾害

自然灾害是指由自然异常变化引起的巨大破坏，这种破坏造成人员伤亡、经济损失、环境严重破坏，超过了灾害发生地的承受能力。这些自然异常变化可能自发产生，也可能由人类活动诱发产生。中国是世界上自然灾害发生十分频繁、灾害种类甚多，造成损失十分严重的少数国家之一。根据其成因、特点及减灾体系的不同，又可将自然灾害细分为多种类型。

1. **气象灾害**　包括热带风暴、龙卷风、雷暴、飓风、暴雨、寒潮、冷害、霜冻、雹灾及干旱等。

2. **地质灾害**　包括火山、地震、滑坡、泥石流、地裂缝、地面沉降等。

3. **水文灾害**　包括洪涝、江河泛滥、海啸、赤潮、海水入侵、海平面上升等。

4. **天文灾害**　包括太阳活动对人类活动带来的破坏、行星撞击等。

5. **生态灾害**　包括农作物病虫害、鼠害、农业环境灾害、森林火灾等。

（二）人为灾害

与自然灾害由自然异常变化造成不同，人为灾害主要由人为因素引起，种类繁多，包括交通事故、火灾、矿难、自然资源衰竭灾害、科技事故灾害，以及战争及恐怖袭击所致灾害等。

三、灾害特点

（一）突发性

无论何种类型灾害的发生都是不可预期的，通常都缺少征兆，发生突然，难于准备应对。受灾对象无心理或物质准备，难于在第一时间组织起有效应对。政府也不可能在第一时间获得专业信息而组织应对，专业救援的达到也需要时间，不可能在第一时间实施。

（二）严重性

灾害事件因为其破坏力巨大，对于受灾区域造成严重的人员伤亡、财产损失、环境破坏，如不能及时干预，这种灾害造成的后果难以预计，将对人类社会发展造成巨大打击。根据世界卫生组织灾害流行病学研究中心（Centre for Research on the Epidemiology of Disasters，CRED）的报道，20世纪全球约有350万人死于自然灾害，约2亿人死于人为灾害。

（三）公共性

灾害事件发生区域的所有人都有可能受到灾害的威胁或损害。另外，现代社会灾害事件虽然发生于局部，但因为信息技术及交通技术的发达，在世界任何一个角落发生的灾害事件可能通过交通方式传递到其他地方，如传染病疫情，灾害事件的信息可以通过信息网络传递到世界每个角落。从某种意义上讲，灾害事件的影响波及全球。

（四）复杂性

不同的灾害类型，不同的灾害事件，其危害程度、患者情况、次生灾害的发生都不相同。因此，灾害救援困难重重，医学救援同样如此。此外，灾害破坏力不仅体现于灾害本身。灾害除了可能造成直接的人员伤亡外，还可能因为应对不当而产生社会动荡。

（五）紧迫性

灾害事件突然发生、情况紧急，如果不能迅速形成有效应对，投入足够人力物力财力进行救援，灾害的危害还将进一步加剧。

（六）易变性

灾害事件发生后，亦会发生次生灾害，其危害程度、区域均会发生变化。

第二节　批量患者检伤分类与应对

灾害发生时，往往会造成大规模伤亡事件（mass casualty incidents，MCIs），由此造成的大量人员伤亡会扰乱当地正常的医疗服务秩序。MCIs是指大批群体人员伤亡，人员、设备等救援资源不能满足救治需要的突发事件，事件发生是不可预知的。灾害现场的救援彰显重要，急救人员应当快速、科学、全面地进行患者的病情评估、检伤分类、紧急救治和转运。

笔记

一、灾害现场批量患者检伤分类

（一）检伤分类的目的

大规模患者分类（mass casualty triage）适用于灾害救援时的患者分类，其目的是在有限的救援资源情况下让尽可能多的患者获得最佳的救治效果。目的是分配急救优先权和确定需转送的患者，是分级救治的基础。

（二）检伤分类的原则

1. **分类分级原则** 优先救治病情危重但有存活希望的患者。
2. **简单快速原则** 分类时不要在单个患者身上停留时间过长。
3. **自主决策原则** 分类时根据患者伤情做简单急救处理但不过多消耗人力。
4. **救命优先原则** 对没有存活希望的患者放弃救治。
5. **重复验伤原则** 在转运过程中对患者动态评估和再次分类。
6. **重视感控原则** 有明显感染征象的患者要及时隔离。

（三）检伤分类的标志

在灾害现场通常以颜色醒目的卡片或胶带表示患者的分类，通常采用红、黄、绿、黑四色系统。

1. **红色** 代表危重伤，第一优先。伤情非常紧急，危及生命，生命体征不稳定，需立即给予基本生命支持，并在 1 小时内转运到确定性医疗单位救治。
2. **黄色** 代表中重伤，第二优先，生命体征稳定的严重损伤，有潜在危险。此类患者应急救后优先后送，在 4～6 小时内得到有效治疗。
3. **绿色** 代表轻伤，第三优先。不紧急，能行走的患者，较小的损伤，可能不需要立即入院治疗，
4. **黑色** 代表致命伤。指已死亡、没有生还可能性的患者。

（四）检伤分类的方法

检伤分类的方法有多种，理想的检伤分类方法必须具备简单、不需要借助特殊设备、不需要明确诊断、易于教与学的特点。START（simple triage and rapid treatment）的意思是"简单分类快速救治"，是目前运用最广泛的检伤分类方法。该方法产生于 20 世纪 90 年代美国，只需要收集患者呼吸、脉搏和意识三方面的信息就可以完成分类，不需要特别的设备，评估每位患者需要花费 1～2 分钟，实施简单。"START"检伤分类方法的实施步骤（图 13-1）具体如下。

笔记

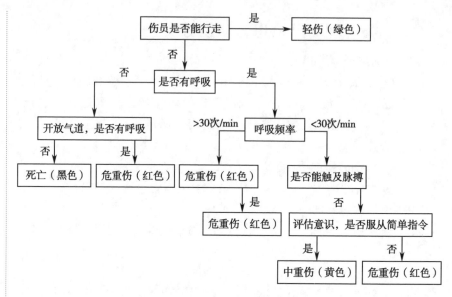

图 13-1 START 检伤分类流程

1. 评估患者行动能力 将行动自如的患者标记为绿色，指导他们自救互救，或者指引他们自行到现场医疗站立于轻伤区等待处理。对于不能行走的患者进入下一个评估步骤。

2. 评估呼吸 5～10 秒内判断出患者有无自主呼吸。①对于没有自主呼吸的患者进行手法开放气道再评估呼吸，开放气道过程中注意保护颈椎。对于开放气道仍无自主呼吸的患者标记为黑色，不处理或最后处理。对于手法开放气道后有自主呼吸的患者，标记为红色优先处理，使用适当方法维持患者气道开放。②对于有自主呼吸的患者，要进一步评估呼吸频率。呼吸频率超过 30 次 /min 或少于 10 次 /min 的患者标记为红色，需优先处理；呼吸 10～30 次 /min 者可开始下一步骤。

3. 评估循环 可以简单通过触及桡动脉搏动和观察甲床毛细血管充盈时间来评估循环情况。①大动脉搏动不能扪及或毛细血管充盈时间 >2 秒为危重症患者，标记为红色，优先救治。如果有活动性大出血应予合适的止血措施。②大动脉搏动存在且毛细血管充盈时间 <2 秒者为循环良好，可进行下一步骤。

4. 评估意识状态 通过简单询问并指挥其做简单动作评估患者的意识状态。①对不能遵指令动作或正确回答问题的患者标记为红色，优先处理。②对对答切题、能遵指令活动者，标记为黄色，暂缓救治。

检伤分类人员在评估的过程中可以进行一些简单但不耗费人力物力的急救操作，这就是"START"中的快速救治环节，如通过摆放患者体位来辅助循环、通过肩颈下垫放物品的方法开放气道等。至于一些虽然效果更确定，但需要耗费时间、器材的急救技术，并非检伤分类人员或检伤分类环节的任务，需要由现场救援团队中的其他成员根据检伤分类结果来完成。

二、群体伤院内检伤分类

（一）群体伤信息接收与收集

发生群体伤事件时，急诊预检护士在接到大批患者的电话时要问清"3W1H"，包括：①事故的种类（what）；②事故的地点（where）；③有多少患者（how）；④预计抵达时间（when）。急诊预检护士立即汇报护士长和总值班"3W1H"内容，并立即启动全院群体伤应急预案。

（二）群体伤人力与物资准备

护士长接到预检护士电话后，根据医院级别响应应急预案，立即报告科主任、医务部，同时通知总机迅速发布信息给各个相关部门的值班人员/科主任，各自根据科内应急准备作业程序准备相应的物资、人员、床位等，全院各部门进入紧急准备状态。医院领导到现场作为应急总指挥，穿印有"总指挥"字样的红色马夹。医务部、护理部负责人到达现场作为副总指挥，穿印有"副总指挥"字样的橘色马夹。急诊科主任为现场总指挥，穿印有"现场总指挥"字样的蓝色马夹。

（三）群体伤院内检伤分类环境准备

1. **检伤分类区** 由预检分诊小组负责，由 3 名预检护士、1 名医师组成，各成员分别穿上印有"预检分诊"字样的橘红色马夹。把常态准备的预检治疗车备至指定检伤区等待患者的到来，物品包括门诊病历封套、预开通的就诊磁卡、《大批患者病情评估表》《急诊室突发事件信息登记表》、病情分级标志的颜色粘牌（红、黄、绿三种）、记号笔、颈托、手套、消毒敷料、手快速消毒剂等。1 名医师和 1 名护士主管检伤分类，对患者进行病情评估，分级分区，后由抢救人员送至所属区域进行救治。1 名预检护士主管患者信息的记录，记录患者的姓名、性别、分级、区域、主管医生、主管护士等。第 3 名预检护士为已获得信息的患者开通绿色通道，进行患者身份识别的腕带打印。

2. **支援物品区** 由区域负责人统一协调支持物品区所有物资的供给。后勤中心把"床位区""物资区"指示牌放至指定位置，备好床单位，列队放置，配置 1 医 1 护 1 工，等待检伤分类区的支配。临工部人员穿印有"后勤保障临工部"字样的军绿色马夹，将设备和医用耗材供应车推至定点位置，并提供清点清单。供应室专人穿印有"后勤保障供应室"字样的军绿色马夹，负责把清创、消毒灭菌包等急救物品用专车备至定点区域。药剂科专人穿印有"后勤保障药剂科"字样的军绿色马夹，到达物品区提供药物供应和药品的应急调配。

3. **人员集合区**　根据环境准备要求在人员集合区放置"应急指挥部"指示牌。急诊科应急医务人员到达集合点，领取"应急医生/护士"胸牌，并戴好口罩、帽子，由急诊科主任分派到各个区域负责主管。全院院内应急医生、护士到达集合点，由医务部工作人员点到、发放"应急医生/护士"胸牌，并戴好口罩、帽子，应急分派到各个区域报到。

4. **家属等候区**　根据环境准备要求在家属等候区拉隔离带，放"家属等候区"指示牌，由1名护士、1名保安、1名党政办工作人员负责此区域工作。为赶到现场的家属提供暂时休息的地点，利于现场抢救环境的有序控制，党政办工作人员专人进行家属信息的登记，方便后续联系工作的开展和落实。

5. **患者区**　重伤区（红区），2名医生、3名护士、1名绿色通道工作人员为小组单位，负责1名危重患者的救治；中伤区（黄区），1名医生、2名护士为小组单位，负责1～2名中等患者的救治；轻伤区（绿区），1名医生、1名护士为小组单位，负责3～5名轻伤患者的救护。

（四）群体伤院内检伤分类

群体伤院内检伤分类是急诊医师和/或护士通过预检分诊实现，通过急诊预检分诊，可以对急诊患者进行快速评估、根据其急危重程度进行优先顺序的分级与分流，合理安排分区进行救治。

1. **急诊预检分诊原则**

（1）急危重症优先就诊原则：急诊分诊最主要的是在急诊就诊人群中准确、快速识别威胁患者生命的情况，根据病情的轻重缓急安排就诊的优先顺序。

（2）准确快速分级分流原则：急诊分诊具有时效性要求，分诊护士需在3～5分钟内完成分诊评估和分诊决策，分诊护士必须借助敏感性高的分诊标准进行快速、准确分诊，并为患者安排合适的就诊区域，体现急诊分诊的安全性和高效性。

（3）动态评估及时预警原则：对于已分诊未就诊的患者，存在病情变化的可能性。在各个级别设置应诊时间的基础上，对候诊患者进行动态评估，及时发现患者的病情变化并进行预警，对于保障急诊患者安全至关重要。

2. **急诊预检分诊分级与响应时间**　依据危急征象指标、单项指标、综合指标（MEWS评分）（表13-1），将患者的病情严重程度分为四级（1

级、2级、3级、4级）。1级为濒危患者，病情可能随时危及患者生命，包括紧急气管插管患者，无呼吸、无脉搏患者，急性意识改变患者，无反应患者，应立即采取挽救生命的干预措施。2级为危重患者，病情有进展至生命危险和/或致残危险者，应迅速急诊处理，10分钟内应诊。3级为急症患者，有急性症状和急诊问题，但目前明确没有危及生命或致残危险，30分钟内应诊。4级为非急症患者或轻症患者，目前没有急性发病情况，无或很少不适主诉，240分钟内应诊。

表 13-1 MEWS 评分表

项目	分值						
	3	2	1	0	1	2	3
呼吸 /（次·min⁻¹）	≥30	21～29	15～20	9～14		<9	
体温 /℃		≥38.5		35～38.4		<35	
收缩压 /mmHg		≥200		101～199	81～100	71～80	≤70
心率 /（次·min⁻¹）	≥130	111～129	101～110	51～100	41～50	≤40	
AVPU 反应				A	V	P	U

A. alert，警觉；V. verbal，言语刺激有反应；P. pain，疼痛刺激；U. unresponsive，无反应。

3. **急诊预检分诊流程** 急诊复苏室和抢救室为红区，1级、2级患者进入该区域；优先诊疗区为黄区，3级患者进入该区域；普通诊疗区为绿区，4级患者进入该区域（图 13-2）。

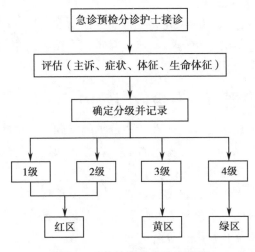

图 13-2 急诊预检分诊流程图

4. 急诊预检分诊护士要求与准入标准 急诊预检护士负责急诊就诊患者，并根据其评价结果指导患者到相应的区域就诊，其分诊技术水平直接关系到急诊患者的救治效果。因此，急诊分诊护士不仅要掌握基本的急救护理专业知识，还应该具备较强的判断性思维能力和病情评估分析能力，以最快速度将患者分诊至正确的诊疗区域。急诊预检分诊护士应具备 3 年以上急诊护理工作经验，通过急诊预检分诊相关培训，包括专科技能、抢救设备的使用、沟通与协调技巧、判断性思维等，并且考核合格。

5. 急诊预检分诊岗位 急诊科设置预检分诊岗位，明确岗位职责，24 小时有人员在岗接待来诊患者，登记患者一般情况、就诊时间、主诉 / 症状、意识状态、生命体征、血氧饱和度、疼痛评分、入院方式、预检分诊分级、就诊区域及隶属专科。

三、灾害现场患者安置和救护

（一）患者的安置

患者在检伤分类区经伤病情评估和分类后，安置于患者治疗区，治疗区一般设在比较安全的建筑物或帐篷内。如果患者人数不多，治疗区可与检伤分类区合并，以减少对患者的搬动。如果人数较多，则应将治疗区独立设置，以免空间不够而互相干扰。如果人数众多，则还要将治疗区细分为轻、重和危重区，可更有效地利用人力，提高抢救效率。对于重伤和危重组患者，应再次进行病情评估和二次分类，并根据分类结果安排患者转送至确定性医疗单位。

（二）患者的现场救护

现场救护的原则是对构成危及生命的伤情或病情，应充分利用现场条件，予以紧急救治，使伤情稳定或好转，为转运创造条件，尽最大可能确保患者的生命安全。

四、灾害现场患者疏散与转运

应急转运与疏散，是在患者检伤分类的基础上，按照伤情程度及医疗资源的分布状况，合理选择患者的后送方式和后送目的地。患者转运途径包括陆运、空运和水运 3 种，救护车和救护直升机是常用的后送工具，救护车适用于短途运送，救护直升机适用于长途运送。转运方式的选择应根据当时的综合条件、伤情轻重和道路状况等综合判定。同时也要保障人员、装备和救援物资等医学救援力量及时投送。符合以下条件之一者可转运：①应在现场实施的救治措施都已完成，如出血伤口的止血、包扎和骨折的临时固定等；②确保患者不会因搬动和转运而使伤情恶化甚至危及生命。有以下情况之一者应暂缓转运：①病情不稳定，如出血未完全控制、休克未纠正、骨折未妥善固定等；②颅脑外伤疑有颅内高压、可能发生脑疝者；③颈髓损伤有呼吸功能障碍者；④心肺等重要器官功能衰竭者。

第三节　灾害心理危机干预

灾害的发生，不仅给人类带来物质上的损失、躯体上的创伤，也会给精神和心理带来重大影响，形成心理应激性障碍。应激相关障碍（stress-related disorder）是一组主要由心理、社会（环境）因素引起异常心理反应而导致的精神障碍，也称反应性精神障碍。及时识别并早期干预这些灾害相关心理危机，对降低心理问题发生率，减少其对个体的家庭生活、社会功能及身心健康产生长期影响，有重要作用。

一、灾害心理评估及实施

根据灾害救援进程的幸存者应激反应特点，心理评估和干预的实施可分急性期和恢复期（远期）两个阶段。在心理评估时要掌握尊重、保密、针对性、综合性、与干预相结合原则。

1. **急性期评估**　急性期是灾害后约 1 个月。这个时期是幸存者完成生命救助，生活安全得到基本保证，但心理处于混乱、孤立绝望、产生各种应激反应的时期。急性期心理评估的主要内容是：①针对幸存者当前需求和担忧收集信息、识别风险因素；②筛查识别高危人群，作为心理干预的重点人群。

2. **恢复期评估**　通常着眼于灾害后 3 个月、6 个月、1 年和 2 年。这个时期的心理评估主要是在了解受灾人群整体心理健康状况的基础上，对 PTSD、适应障碍、抑郁、焦虑、恐惧等心理障碍进行评估诊断，并在不同时间点进行阶段性随访评估，检验心理干预的效果，调整心理干预措施。

二、常见心理问题

1. **急性应激障碍**　急性应激障碍（acute stress disorder, ASD）是在事件发生 1 个月内出现的、持续 2～4 周的过度惊醒、分离症（包括

笔记

超脱感、丧失现实感、人格分裂或缺乏情感响应等）、逃避等症状。当救护人员发现患者有这些情况时应立即转诊到心理专家处诊治。

2. 创伤后应激障碍 创伤后应激障碍（post-traumatic stress disorder，PTSD）症状与急性应激障碍相似，主要区别在于持续时间更长。这种情况同样需要有资质的专业人员进一步评估和治疗。

三、常见心理干预措施

现场心理救援人员需要熟练使用各种心理评估工具在短时间通过专业评估，迅速了解目标人群的心理状态和反应，在此基础上制订相应的干预方案。心理评估是一个动态的过程，贯穿于心理护理全过程。通过良好的沟通，建立信任，指导对象学会应对技巧，同时提供社会支持。此外，对于严重的心理问题，单纯的心理咨询难以发挥作用，适当的药物治疗是必要的。在进行心理干预的过程中，护士需要通过观察、访谈、使用量表等方式对心理干预方案的实施效果进行动态评价，根据结果不断调整干预方案。

【常见错误】

- 不能正确理解灾害的定义。突发事件破坏力超过了当地的可承受的能力，需要向外界求援的时候视为灾害，并不是所有破坏性突发事件都构成灾害。

- 受感情等因素影响救援。伤情评估及检伤分类务必迅速、准确，医务人员必须保持理智，不要受各种环境因素影响。

- 解决资源不足的方法不当。灾害救援工作主要的问题是医务人员及医疗资源不足，组织患者现场自救、互救可以获得更好的救治效率。

- 检伤分类是将有限资源与患者需求相匹配的动态过程，避免检伤分类不足和检伤分类过度。

- 院内群体伤的检伤分类基于急诊预检分诊，但需体现群体伤人力、物力资源调配特点，确保院内群体伤的检伤分类高效有序进行。

- 忽视灾害心理危机。灾害发生后抢灾救灾十分关键，但不能忽视幸存者的灾害心理评估和治疗，因灾害各阶段都可能产生各种心理创伤问题，及时识别和干预灾害相关心理危机，对降低心理问题发生率有重要作用。

（洪 慧 张玉坤）

笔记

推荐扩展阅读文献

[1] 张茂,干建新.高级灾难医学救援手册[M].2版.浙江:浙江大学出版社,2017.

[2] 金静芬,刘颖青.急诊专科护理[M].北京:人民卫生出版社,2018.

[3] 金静芬,陈玉国,张茂,等.急诊预检分诊标准(成人部分)[J].中华急危重症护理杂志,2020,1(1):45-48.

[4] 金静芬.急诊预检分诊标准解读[J].中华急危重症护理杂志,2020,1(1):49-52.

[5] HOGAN,DAVID E,BUESTEIN,JONATHA L. Disaster Medicine [M]. Philadelphia:Lippincott Williams & Wilkins,2007.

第十四章 创伤应激早期评估与干预

知识点

- 外界环境和内在环境中一些具有损伤性的生物、物理、化学刺激及精神或心理上的刺激作用于机体，使机体产生特异性和非特异性的反应，即为应激。
- 创伤后应激反应是指人体遭受到外力作用发生创伤，而产生的特异性和非特异性反应。
- 创伤后应激障碍（post-traumatic stress disorder，PTSD）是指对创伤等严重应激因素的一种异常精神反应。
- 创伤后应激障碍常常伴随抑郁、酗酒、药物滥用或其他焦虑疾病一起出现，但其典型的症状表现包括重新体验症状、回避性症状和警惕性增高症状。
- 早期评估预测发生创伤应激障碍概率能尽早实施干预，创伤后诊断量表（post-traumatic diagnosis scale，PTDS）和创伤后应激障碍自评量表（post-traumatic stress disorder self-rating scale，PTSD-SS）是临床常用的两种PTSD评估量表。
- PTSD干预的关键是让患者认识和改变错误的思维方式。只有改变这些非理性的思维模式，患者的情绪和行为症状才能够得到缓解。

第一节 创伤应激反应概论

一、创伤应激概念

（一）创伤应激定义

最早对应激（stress）进行深入研究的是加拿大病理生理学家 H. Selye。Selye通过对患者的观察和动物实验发现，外界环境和内在环境

178

中一些具有损伤性的生物、物理、化学刺激及精神或心理上的刺激作用于机体，使机体产生特异性和非特异性的反应。特异性反应和表现是医生作出诊断的依据，如放射性损伤和烧伤引起的反应和表现就有很大的不同。非特异性反应是各种损伤共有的，如心跳加快、血压波动、呼吸频率变化、血糖升高和脂肪分解增强等。Selye 称这种非特异性反应为全身适应性反应或全身适应性综合征，即应激。

Selye 根据个体对应激源的生理反应，把应激分为警戒（alarm）、阻抗（resistance）和衰竭（exhaustion）期 3 个阶段，称"一般适应综合征"（general adaptation syndrome，GAS）。Selye 认为这 3 个阶段的出现与刺激类型无关，而机体是通过兴奋腺垂体 – 肾上腺皮质轴（后来发展为下丘脑 – 垂体 – 肾上腺轴）导致生理变化，是机体对有害刺激做出防御反应的普遍形式。

近十几年，人们对应激的理解不断深入，现代应激理论对 Selye 提出的观点进行了修正，认为应激反应具有特异性，包括应激源的特异性和应激源接受者的应激反应特异性。

1. **应激源** 应激源（stressor）指能够引起个体产生应激反应的各种因素。人在自然界生存，又在社会环境中活动，无数自然和社会的变化，其中包括个体生理和心理的变化，都可以作为应激源而引起应激。一般可将应激源分为躯体性应激源、心理性应激源、文化性应激源、社会性应激源。

（1）躯体性应激源：躯体性应激源指直接作用于躯体而产生应激反应的刺激，包括理化因素、生物学因素，如高低温度、湿度、噪声、毒物、振物、微生物和疾病等。

（2）心理性应激源：心理性应激源指各种心理冲突和挫折情景、人际关系紧张及不和睦、焦虑、恐惧和抑郁等多种消极情绪，以及不切实际的凶事预感等，而在心理性应激源中，挫折和心理冲突是其中最重要的两种。

（3）文化性应激源：文化性应激源是指当一个人从一种熟悉的生活方式或语言环境迁移到陌生环境中所面临着各种文化冲突和挑战，如迁居异国他乡，文化性应激对个体影响是持久而深刻的。

（4）社会性应激源：社会性应激源是最广泛的应激源，可分为：①重大事件，是指各种自然灾害和社会动荡，如战争、动乱、天灾人祸、重大政治经济制度变革等。②生活事件，是指正常生活中经常面临的各种问题，通常指造成心理应激并可能进而损害个体健康的重要应激源，如亲人去世、离婚等。

笔记

2. 应激反应 应激反应（stress reaction）指个体因为应激源所致的各种生理、心理和行为等方面的变化，也可称为应激的心身反应（psychosomatic response），是个体对变化的内外环境所做出的一种适应，这种适应是生物界赖以生存发展的原始动力，对个体来讲，一定的应激反应不但可以看作是个体及时调整与环境的和谐关系的过程，适当的应激反应还有利于人格和体格的健全，能提高个体适应环境的能力。因此，应激反应并不一定都对人体有害，这已经被研究结果所证实。

（1）应激的心理反应：应激的心理反应涉及认知、情绪和行为3个层面。①认知反应：个体面对应激时，可导致自我意识狭窄、记忆提取困难、注意力涣散和判断力下降等；②情绪反应：个体面对应激时，会产生多种情绪反应，主要有焦虑、恐惧、抑郁、愤怒等，这些负性情绪反应与其他心理功能和行为活动可产生相互影响；③行为反应：伴随应激的心理反应，机体在行为上也会发生改变，这是机体顺应环境的需要，主要包括逃避与回避、退化与依赖、对与攻击、物质滥用等。

（2）应激的生理反应：应激会给个体带来诸多生理变化，包括血管、肌肉和内脏的收缩、瞳孔扩大、排汗增加、气管扩张、心跳加速、消化道减少蠕动、消化液分泌减少、肾上腺分泌增加等。

（二）创伤后应激反应定义

创伤后应激反应是指人体遭受外力作用发生创伤，而产生的特异性和非特异性反应。创伤应激反应主要可由两种因素引起：一是由于外力造成的身体创伤所带来的应激反应，如身体失血，失血会造成全身血管收缩，为了维持重要器官的供血，身体会出现相应的症状，如脸色苍白、心跳加速等症状，此种反应是身体一种自我保护机制，可为临床诊断和治疗提供依据。二是个体身体上虽未受到实际伤害，但是由于惧怕受伤，如看到亲友伤亡场面等，同样引起了应激反应。

二、创伤应激反应分类与临床表现

创伤应激按应激反应出现的时间可分为急性创伤应激反应、慢性创伤应激反应和创伤后应激障碍。

1. 急性创伤应激反应 在创伤后数分钟至数小时内突然发生，以急剧或严重的精神打击为直接原因，表现为强烈恐惧体验的精神运动性

笔记

兴奋，如喊叫、哭泣、不顾危险的行为等，此时行为具有一定的盲目性，非意识所为；或者表现为运动性抑制，如呆滞、蜷缩在掩体，甚至出现木僵（如同雕塑一般）。严重者可出现妄想、幻觉等精神病性症状。急性创伤应激反应持续数分钟到数小时，但容易恢复。

2. **慢性创伤应激反应** 指长时间（数周、数月、数年）处于应激状态，往往与长时间处于创伤环境或长时间疲劳得不到恢复有关，表现为低度活动的生理心理状态，如不想动、退缩、悲观和明显的抑郁症状等。

3. **创伤后应激障碍**（post-traumatic stress disorder，PTSD） 指个体因创伤后做出的延迟或延长反应，可导致个体终身的生理、心理和社会功能紊乱。

第二节　创伤后应激障碍概述

一、创伤后应激障碍概念

PTSD 是指对创伤等严重应激因素的一种异常的精神反应，是一种延迟性、持续性的心身疾病，是由于受到异常的威胁性、灾害性心理创伤，导致延迟出现和长期持续的心理障碍。最初是用来描述经历各类创伤性战争后的种种结果，也称为"战争疲劳"。后来发现，在个体经历威胁生命的事件后，都可能出现，如自然灾害、严重事故、刑事暴力虐待等。这种压力既可以是直接经历，如直接受伤；也可以是间接经历，如目睹他人死亡或受伤。几乎所有经历这类事件的人都会感到巨大的痛苦，常引起个体极度恐惧、害怕、无助感。这类事件称为创伤性事件。

许多创伤后的生还者恢复正常生活所需时间不长，但一些人却会因应激反应而无法恢复正常生活，甚至会随着时间的推移而更加糟糕，这些个体可能会发展成 PTSD。PTSD 患者通常会表现为恐慌、忧虑、情绪低落、失眠、频繁做噩梦、睡眠困难、头脑中不时记忆闪回、感觉与人分离和疏远等，这些症状的严重程度已影响到了正常的生活。

PTSD 是重大创伤性事件后常见的精神疾病，是一种创伤后心理失衡状态，以其患病率高、病程长、疗效差、社会功能严重受损等特点而备受关注。据美国精神病协会（American Psychiatry Association，APA）

统计，美国 PTSD 的人群总体患病率为 1% ～ 14%，平均为 8%，个体终生患病危险性达 3% ～ 58%，女性约是男性的 2 倍。德国研究结果为人群总体患病危险性仅为 1.3%，而阿尔及利亚研究结果显示高达 37.4%，同时 PTSD 患者的自杀危险性亦高于普通人群，高达 19%。因此，创伤护理人员应该了解、关注和重视此类人群，给予恰当、妥善的护理。

二、创伤应激障碍临床表现

（一）PTSD 病因

创伤后应激障碍的病因主要是精神创伤。在经历威胁生命的事件后，对个体造成强烈的冲击，导致精神高度紧张、长期睡眠不足。但是一个人是否出现精神障碍及精神障碍的程度与创伤过程的进展及持续时间的长短等多种因素有关，如遭受了较为强烈的精神创伤，且暴露于精神创伤的时间较长；当事人年龄较小，女性，个性敏感、内向，缺乏坚韧性、自制性、对艰苦环境适应能力较差；缺乏有效的社会支持者；则非常容易患病。此外，还有研究认为高龄、教育水平低、酗酒、离婚、丧偶的人往往对 PTSD 敏感。

（二）PTSD 主要表现

对大多数人而言，PTSD 一般发生在创伤性事件后的 3 个月内。部分患者的症状在发病后 6 个月内可以缓解，而一部分患者的病程更长。

PTSD 常常伴随抑郁、酗酒、物质滥用或其他焦虑疾病一起出现，但其典型的核心症状表现，主要描述为以下三点。

1. **重新体验症状** PTSD 最具特征性的临床表现是在重大创伤性事件发生后，患者有各种形式的反复发生的闯入性创伤性体验重现（病理性重现）。患者常常以非常清晰的、极端痛苦的方式进行着这种"重复体验"，包括反复出现以错觉、幻觉（幻想）构成的创伤性事件的重新体验（flashback，症状闪回，闯入性症状）。患者面临、接触与创伤性事件有关联或类似的事件、情景或其他线索时，常出现强烈的心理痛苦和生理反应。

患者在创伤性事件后，频频出现内容非常清晰的、与创伤性事件明确关联的梦境（梦魇）。在梦境中，患者也会反复出现与创伤性事件密切相关的场景，并产生与当时相似的情感体验。患者常常从梦境中惊醒，并延续醒后继续主动"延续"被"中断"的场景，并产生强烈的情感体验。

笔记

2. 回避症状 在创伤性事件后，患者对创伤有关的事物采取持续回避的态度。回避的内容不仅包括具体场景，还包括有关的想法、感受和话题。患者不愿提及有关事件，避免相关交谈，甚至出现相关的选择性失忆。患者希望把这些创伤性事件从记忆中抹去。在遭遇创伤事件后，许多患者存在情感麻痹的现象，从外观上看，患者给人以木然、淡漠的感觉，与人疏远、不亲切、害怕、有罪恶感或不愿意和别人有情感的交流。患者自己也感觉到似乎难以对任何事物产生兴趣，对过去热衷的活动也无法激起患者的情绪，患者感到与外界疏远、隔离，甚至格格不入，难以接受或表达细腻的情感，对于未来缺乏思考和规划，听天由命，甚至感觉万念俱灰，生不如死，严重的采取自杀行为。

3. 警觉性增高 症状创伤后应激障碍常常伴有神经兴奋、对细小的事情过分敏感，注意力集中困难、失眠、噩梦、易惊醒、易激惹、焦虑、抑郁、自杀倾向等表现，严重者也可能引起人格改变。

（三）PTSD 诊断标准

在现行的精神疾病诊断标准中，如《国际疾病分类》第 10 版（ICD-10）、美国《精神疾病诊断与统计手册》第 5 版（DSM-5）和《中国精神障碍分类及诊断标准》第 3 版（CCMD-3）有关此类病症的诊断标准基本一致。

1. 主要表现 PTSD 是有异乎寻常的威胁性或灾害性心理创伤，导致延迟出现或长期持续的精神障碍。主要表现为：①反复闯入性的创伤性体验重现（病理性重现）、梦境，或因面临与刺激相似或有关的境遇，而感到痛苦和不由自主地反复回想；②持续的警觉性增高；③持续的回避；④对创伤性经历的选择性遗忘；⑤对未来失去信心。少数患者可有人格改变或神经症病史等附加因素，从而降低了对应激源的应对能力或加重疾病过程。精神障碍延迟发生，在遭受创伤后数日甚至数月后才出现，病程可长达数年。

2. 诊断标准

（1）创伤史：遭受对每个人来说都是异乎寻常的创伤性事件或处境（如天灾人祸）。

（2）病理重现：反复重现创伤性体验，并至少有下列 1 项，①不由自主地回想受打击的经历；②反复出现有创伤性内容的噩梦；③反复发生错觉、幻觉；④反复发生触景生情的精神痛苦，如目睹死者遗物、旧地重游，或周年日等情况下会感到异常痛苦和产生明显的生理反应，如心悸、出汗、面色苍白等。

（3）持续警觉性增高：至少有下列 1 项，①入睡困难或睡眠不深；②易激惹；③集中注意困难；④过分地担惊受怕。

（4）对与刺激相似或有关情景回避：至少有下列 2 项，①极力不想有与创伤性经历有关的人与事；②避免参加能引起痛苦回忆的活动，或避免到会引起痛苦回忆的地方；③不愿与人交往、对亲人变得冷淡；④兴趣爱好范围变窄，但对与创伤经历无关的某些活动仍感兴趣；⑤选择性遗忘；⑥对未来失去希望和信心。

3. **严重 PTSD 标准** 除上述诊断标准外，还存在社会功能受损。

4. **病程标准** 精神障碍延迟发生（即在遭受创伤数日至数月后，罕见延迟半年以上才发生），符合症状标准至少已 1 个月。

5. **排除标准** 排除情感性精神障碍、其他应激障碍、神经症、躯体形式障碍等。须注意，创伤后应激障碍诊断不宜过宽。必须有证据表明其发生在极严重创伤事件后的 6 个月，症状表现典型，亦可诊断。

三、创伤后应激障碍种类

PTSD 一般不会在创伤事件、事故等伤害体验后立即发生，通常在 1～6 个月内起病。如果起病时间超过 6 个月，称为延迟性 PTSD。另外，病程还需至少 1 个月才能达到 PTSD 诊断要求，结合 DSM-5 对 PTSD 的诊断要求及病程时间长短分为急性创伤后应激障碍和慢性创伤后应激障碍。

（一）急性创伤应后激障碍

急性 PTSD 是指在具有异常惊恐或灾害性质的创伤性事件发生后 1 个月的时间内起病，病程一般不足 3 个月的创伤后应激反应，通常预后良好。

患者可表现为意识障碍，精神运动性兴奋与抑制等多种症状。有意识障碍者可见定向障碍，注意狭窄，言语缺乏条理，有自发言语，动作杂乱、无目的性，对周围感知不真切，出现人格与现实解体，偶见冲动行为，事后部分遗忘。患者常伴有失眠、易激惹、注意集中困难、高度警觉和惊跳反应、运动不安等症状。

（二）慢性创伤后应激障碍

慢性 PTSD 是指从经历异乎寻常的创伤事件后至少 1 个月后起病，病程超过 3 个月的创伤后应激反应。由于慢性 PTSD 十分复杂，在具有 PTSD 典型症状的同时，往往还伴有其他精神问题，人格、社会功能受损，因此通常预后效果不佳。

另外，90% 的 PTSD 患者由于创伤后发生睡眠障碍，缺乏兴趣，情感不协调，并对创伤相关境遇有回避行为或反复体验创伤性事件。患者也常出现抑郁症状、广泛性焦虑和暴力行为，男性多呈现抑郁症状和药物滥用，女性多呈现惊恐障碍。患者中嗜酒现象均较普遍，且发生率相似。急性期过后，患者可表现为以惊恐为主的症状群或以羞愧为主的症状群，也可二者皆有。以恐惧为主的症状包括侵入性回忆，对创伤性事件回忆的恐惧和回避以及焦虑等。以羞愧为主的症状则可表现得比较复杂，羞愧体验与抑郁紧密相关，可导致缺乏自信和自我批评，表现为麻木退缩或行为冲动轻率，持续羞愧也可导致缺乏自信和自我批评，表现为麻木退缩或行为冲动轻率，还会导致激惹、愤怒发作和暴力行为。故有文献将表现为上述症状的 PTSD 称为"复杂型 PTSD"。该型创伤后应激障碍多与持久的创伤体验和幼年时的创伤经历有关，患者通常不回避回忆这些体验，而是反复回忆这些事件。

第三节　创伤后应激障碍的心理评估

在美国《精神疾病诊断与统计手册》第 5 版（DSM-5）中，三大核心症状共有 17 条。目前，PTSD 的评估量表大多数是根据这 17 条进行编制的。以下 9 种量表中的前两种较常用。

一、创伤后诊断量表

创伤后诊断量表（post-traumatic diagnosis scale，PTDS）是由美国国立 PTSD 研究中心开发的临床用表，按照美国精神疾病诊断标准制订的 DSM-Ⅳ-TR 轴Ⅰ障碍用临床定式检查中的 PTSD 模块，在评估 PTSD 时，开始用 12 个问题来检核个体可能遭受过的创伤事件。然后用 17 项症状的四级评分法来评估过去 30 天内的每项症状的发生频率。共有 A ～ F 项诊断标准，评估患者是否符合标准，如果符合当前的 PTSD 标准，跳至关联属性（伴随/附加症状）；如果不符合当前 PTSD 的诊断标准，评估终生 PTSD。识别创伤性事件后至少 1 个月的时间，在这 1 个月内症状是最严重的。

二、创伤后应激障碍自评量表

创伤后应激障碍自评量表（post-traumatic stress disorder self-rating

scale，PTSD-SS）是临床常用的 PTSD 自评工具，内容简要易于掌握，非临床医生就可操作，可提供关于 PTSD 具体症状强度和频度的确切信息，但不能提供 PTSD 的综合诊断（表 14-1）。该表由包括 PTSD 的 17 项标准症状在内的 24 个项目组成。项目分为可划分为对创伤事件的主观评定、反复重现体验、回避症状、警觉性增高和社会功能受损 5 个部分。每个条目根据创伤事件发生后的心理感受分为"没有影响"到"很重"1～5 级评定，24 个条目累计得分为 PTSD-SS 总分，得分越高应激障碍越重。

表 14-1 创伤后应激障碍自评量表

序号	内容	分值	1	2	3	4
1	灾害对精神的打击					
2	想起灾害恐惧害怕					
3	脑子里无法摆脱灾害发生时的情景					
4	反复考虑与灾害有关的事情					
5	做噩梦，梦见有关灾害的事情					
6	灾害后兴趣减少了					
7	看到或听到与灾害有关的事情担心灾害再度发生					
8	变得与亲人感情疏远					
9	努力控制与灾害有关的想法					
10	对同事（学）、朋友变得冷淡					
11	紧张过敏或易受惊吓					
12	睡眠障碍					
13	内疚或有罪感					
14	学习或工作受影响					
15	注意力不集中					
16	回避灾害发生时的情景或活动					
17	烦躁不安					
18	出现虚幻感觉似灾害再度发生					
19	心悸、出汗、胸闷等					

笔记

续表

序号	内容	分值	1	2	3	4
20	无原因的攻击冲动行为					
21	悲观失望					
22	遗忘某些情节					
23	易激惹、爱发脾气					
24	记忆力下降					
		合计			分	

三、PTSD 症状会谈量表

PTSD 症状会谈量表（PTSD symptom scale interview，PSS–I）由 PTSD 的 17 项标准症状组成问卷，并按 0～3 分的四个等级评分。完成时间约 20 分钟，可在临床广泛应用。

四、事件影响表

事件影响表（impact of event scale–revised，IES–R）IES 为 15 项，修订版（IES–R）为 22 项，包含 PTSD 的三大核心症状。按 0～4 分的五个等级评分。

五、创伤后应激的潘氏量表

创伤后应激的潘氏量表（Penn inventory for post–traumatic stress）问卷共 26 个项目，用于意外事件的受害者和退伍军人。

六、与战争有关的 PTSD 密西西比量表

与战争有关的 PTSD 密西西比量表（Mississippi Scale for Combat-Relates PTSD）问卷共 35 个项目，并按 1～5 分的五个等级评分。主要用于测量与战争有关的 PTSD。

七、临床医师专用 PTSD 量表

临床医师专用 PTSD 量表（clinician–administered PTSD scale，CAPS）包括 30 个项目，用以分析和诊断 PTSD 的全部 17 种症状，以及其相关、经常可以观察到的特征。CAPS 同时也包括社会与职业功能的评分，以及对病情的反应态度的评估。

笔记

八、PTSD 检测表

PTSD 检测表（PTSD checklist，PCL）有普通民众使用或军人使用两种版本，17 项症状作为评定项目。发生频率按 4 级评分方法，严重程度按 5 级评分法。

九、明尼苏达第 2 版基恩 PTSD 量表

明尼苏达第 2 版 PTSD 量表（Keane PTSD scale of the MMPI-2）由 42 个从明尼苏达人格测验第 2 版（MMPI-2）中抽取的项目组成，主要测定 PTSD 患者的异常人格特征。

第四节　创伤后应激障碍心理干预

PTSD 干预的目的在于缓解创伤后应激障碍核心症状、减少应激反应及降低共病危险性；干预原则是发现并调动患者本身所具有的应对资源，帮助他们提高应对能力，尽快恢复心理健康，避免不恰当的应对方式造成更大伤害；干预的焦点在于帮助危机中的人认识和矫正因创伤性事件引发的暂时的认知、情绪和行为扭曲；干预重点是预防疾病和缓解症状；干预应选用短程、及时、有效的方法，以心理干预为主，必要时使用小剂量抗焦虑、抗抑郁药物。

一、创伤后应激障碍心理干预原则

PTSD 心理干预原则主要是恢复患者心理达到期望与应对能力之间的平衡，通过稳定情绪、解决问题、心理疏导和想象回忆来减轻创伤后应激反应。一般采用改变或转换环境、脱离刺激等手段，在生活上帮助患者；其次是给予支持性心理治疗，帮助患者宣泄痛苦情绪，不阻止、不批评地正确引导，使之将心中的痛苦倾诉出来。如果患者失眠、心烦意乱、情绪不能控制或有精神病史，须及时到精神专科医院进行咨询和治疗。

此外，还应根据患者病情的不同阶段采用不同的干预策略。

1. **患者处于否认、麻木阶段的心理干预**　在此阶段进行危机干预主要是探索患者否认的心理防御机制背后的意义和情感，让患者鼓起勇气，引导其在治疗的此时此刻体会和重新感受创伤经历中的细节，通过鼓励患者复述创伤性经历、帮助患者减少自我压抑；通过鼓励患者用言语描述、联想、回忆、表达性治疗手段以及重新体验创伤性经

历，以达到宣泄的目的；通过解释情绪的产生和作用，帮助患者理解情绪与自我及他人的关系；鼓励和调动社会支持系统的作用，缓解患者的麻木情绪，重新调整和掌握更有积极意义的应对方式和心理防御机制。

2. **患者处于噩梦惊醒、反复回忆灾害情境、情绪不稳定时的心理干预** 此阶段对于患者的一些侵入性的想法和噩梦，并由此而来的恐惧、悔恨、自责和焦虑的心理，可以让患者通过对事件的回忆来进一步了解事件的真相，明白事情的不可预测性，此外还可以通过减少刺激、重新组织已感受到的信息、允许理想化并予以支持等，帮助患者重新整理对外界的认识；通过区分现实与幻想、改变当前的认知结构、区分自我和客观原因、教育患者忽略与应激有关的信息等，以达到疏通和重新组织痛苦经历的目的；通过脱敏、放松训练及必要的抗焦虑药物缓解焦虑情绪。

二、创伤后应激障碍早期干预

针对 PTSD 应该进行科学的早期心理疏导。心理疏导源自英文"debriefing"，其原理类似处理化脓的伤口，如果把伤口缝合起来，只会导致内部腐烂，引起更大的创伤，而较好的处理是敞开伤口，保持清洁，让其从里向外生长数天。类似地，对遭遇心理创伤的患者也应采取先疏导的方式，不可压制。

三、创伤后应激障碍心理干预技术

认知技术（cognitive technique）是当今创伤后应激障碍最主要的心理干预技术。麦肯（Me Cann）和伯尔曼（Pearlman）认为，PTSD 的症状表现，如闯入性症状、唤起和回避症状都是由关于危险和安全方面的认知冲突引起的。因此，创伤后 PTSD 干预的关键是让患者认识和改变这些错误的思维方式。只要改变了这些非理性的思维模式，患者的情绪和行为症状就能够得到缓解。

具体做法可以向患者解释 PTSD 的核心症状，使症状正常化。让患者认识到他此时的反应是任何经历创伤的人都可能出现的反应，是严重应激时的正常反应，许多经历过严重创伤事件的个体都有和他一样的症状，以减少患者的自责和不安。让患者明白 PTSD 是机体对非正常情境的正常反应，躯体症状是身体面对危险伤害的自动保护，向创伤患者解释不断"闪回"的画面是过去的经历。介绍激活刺激和情境，以减少患者症状不可控的感觉和症状不断冒出来的感觉。

要告诉创伤患者尽量做到以下几点：①不要隐藏自己的感觉，试着把自己的情绪说出来，并且让亲人、朋友一起分担自己的悲痛；②不要因为不好意思或忌讳，而避开和别人谈论这次经历，让别人有机会了解关心自己；③不要勉强自己去忘掉它，伤痛的感觉会跟着自己一段时间，这是正常现象；④一定要好好休息，并且和自己的亲人、朋友聚在一起；⑤如果自己有任何需要，请向亲人、朋友或相关单位说出自己的需要；⑥在伤害与伤痛过去后，一定要想办法让自己的生活作息尽量恢复正常。

（一）一般性心理干预

1. 暗示和鼓励性语言 采用积极的暗示和鼓励性语言，可以提高创伤患者大脑皮质的兴奋性和整个机体的正性反应，使其在提示和鼓励下振奋精神、充满信心。

2. 鼓励倾诉 鼓励患者说清楚自己内心的体验，治疗师要耐心倾听，给予患者心理上的支持、理解和同情。

3. 心理疏导与宣泄 心理疏导与宣泄治疗虽然是目前用于帮助经历创伤和危机的个体最常用的方法之一，但该法需建立在治疗者与患者的信任和合作关系的基础上，这对于进行心理疏导与宣泄干预尤为重要。

4. 建立有效支持系统 在进行心理干预的时候，有效地利用患者内在和外在的支持系统，可以促进患者对应激性生活事件适应良好。尤其是在干预过程中，亲属和朋友的参与非常重要。亲属和朋友对患者的内心活动、性格特点、生活习惯比较了解，可以使患者感受到家庭的温暖和朋友的关怀，重新树立起生活的信心。让患者建立互助关系，使他们增加彼此的关注，建立团队间的安全感和信任感，改变被动和无助感，增强自信心。

（二）创伤稳定技术

创伤稳定技术（psychological trauma tranquilization technique）可帮助患者建立内在的稳定性和安全性，减少灾害还会再次袭来的担心，让患者学习把创伤的经历包裹起来，把创伤事件管理起来，让创伤事件不会在生活中反复出现，以减少创伤者的不安和焦虑。

以危机事件应急报告（critical incidence stress debriefing，CISD）为例，它是通过让 PTSD 患者在群体中描述和分享自己和他人的创伤经历，深入探讨受害的过程，干预者需诱导患者回忆创伤内容，并且要不时地尽可能完整地补充遗漏的部分，挖掘所有埋藏于记忆深处的刺激性内容，使患者记忆中有可能激化的有害成分不复存在。在此过程中，会不断出现恐惧的因素，导致患者在短时间内多次经历引起焦虑反应的刺激，直到焦虑反应得以缓解和消失。该技术包括以下几个阶段进行。

1. **介绍阶段** 治疗者与小组成员互相介绍，并引导所有的参与者制订一个大家公认的讨论规则和讨论要点，这个小组"契约"的主要目的是鼓励所有小组成员的合作，并遵守保密原则。

2. **事实阶段** 小组成员从自己在创伤中的视角出发，向其他人描述他们在创伤中的所见所闻所为等外部现象。

3. **感受阶段** 小组成员向大家描述他们在经历创伤事件后，现在头脑中能够立即浮现出的有关创伤的主要想法和最痛苦的想法，让情绪毫无保留地表露出来。

4. **反应阶段** 参与者与治疗小组成员一起讨论有可能遇到的最糟糕的情况。这个阶段是小组成员情绪反应最强烈的阶段，干预者在这时要能够很好地表现出关心和理解，让小组成员感到安全。

5. **症状阶段** 小组成员一起分享和描述创伤当中和创伤之后困扰他们的痛苦症状，这些症状既包括心理的痛苦，也包括身体的不良反应和行动上、思想上的变化。

6. **教育阶段** 治疗者要让小组成员认识到他们这些躯体和心理的行为反应在当下是非常正常和可以理解的。同时，治疗者要提供一些健康的应对方式，并提醒一些不适当的应对方式。

7. **再登入阶段** 治疗者回答小组成员提出的各种问题，并做出一些总结性的评价。

（三）认知－暴露技术

认知－暴露技术（cognitive-exposure technique）是让患者直接暴露于所害怕的线索或创伤性记忆之中，要求患者直接面临所害怕的情境，想象处于患者所害怕的情境中，或者是唤起某个特别的创伤并保持在其中不回避，坚持相当长的时间。但是，暴露疗法只能解决患者的恐惧情绪，其他错误归因和非理性信念等并没有得到处理，患者可能依然有自责、厌恶自己、愤怒或不知所措，这些症状的存在足以引发闯入性记忆和回避性行为，使 PTSD 的核心症状持续存在。因此，应在暴露激活患者的创伤性记忆，使其直接面对冲突的基础上，应用认知技术处理非理性信念，赋予事件新的、理性的意义，以消除其认知、情绪障碍和行为紊乱等症状。

干预过程包括：关于对创伤一般反应的教育；延长的重复创伤记忆

暴露；在现实生活中让患者自我重复暴露在创伤恐惧的情境中，鼓励患者通过重复地告诉治疗者其创伤经历来对抗创伤记忆，鼓励患者在其生活中对抗那些因为害怕而回避的事物；布置作业以鼓励患者在生活中运用对抗记忆策略；识别并纠正患者的非理性信念。

（四）应激接种训练

应激接种训练（stress inoculation training，SIT）的目的在于通过教会来访者一些应付技巧，帮助他们能够更好地控制自己的恐惧。该方法可以根据患者的情况和需要做出修改，而且能够用于个体或团体治疗。SIT 可分为两个阶段。

1. 准备阶段 告知患者一些有关 PTSD 的知识，以简单的语言让患者能够理解创伤恐惧和焦虑、创伤的反应和性质等。

2. 训练阶段 教授患者应付技巧。社会学习理论认为，PTSD 患者焦虑和恐惧时，在生理通道、认知通道和行为通道产生的反应，应对每个通道教授给患者至少两种应对技巧。患者首先选择他期望缓解的 3 个目标恐惧，然后评估其情绪，即评估恐惧程度；记录每天出现的目标恐惧次数。训练过程包括：应付方式的定义、理论依据、该应付方式的作用机制、说明该应付方式、患者将该应付方式运用于一个通道中的目标恐惧。

（五）自我对话训练

让患者学会注意其内部的语言，把非理性的和非适应的自我语言贴上标签，用更具有适应性的自我语言替代。自我对话训练（guided self-dialogue）包括 4 个阶段：准备阶段、面对和控制阶段、应对阶段和强化阶段。在每个训练阶段，都要提出很多的问题，用大量的话语来鼓励患者，评估患者所害怕的负性事件发生的可能性，管理压倒性的恐惧和回避行为；采取被认为危险的行为；最后表演和强化自己做出的努力。训练期间，给患者布置任务，要求在家里练习各种应对技巧。首先运用这些技巧处理生活中中等程度的压力。当患者熟练掌握这些技术的时候，再处理与创伤相关的行为，让患者循序渐进地面对和处理所确定的每个目标行为。在成功处理完第一个目标行为之后，再处理第二个目标行为。在这个过程中，患者要坚持每天的情绪评估，以便于干预者掌握干预进程，在必要时做出调整。

（六）药物治疗

应激反应的药物治疗能缓解某些症状，减少患者的痛苦体验。药物治疗通常作为心理治疗的辅助措施，增加患者对心理治疗的依从性。虽然尚无有效治疗应激反应的药物，可根据临床症状采用抗抑郁药（5- 羟

笔记

色胺再摄取抑制剂、三环类抗抑郁药和单胺氧化酶抑制剂）及其他药物进行对症治疗。应激反应中的"闪回"体验可服用卡马西平；情感暴发或对刺激、警醒症或惊吓反应再暴露时的不良应激可服用普萘洛尔；警觉性过高和反复体验应激事件可服用丙咪嗪或苯乙肼。如应激反应患者伴有惊恐性障碍或抑郁症应首选三环类抗抑郁药；伴有广泛性焦虑时，应服用丁螺环酮或苯二氮䓬类药物；伴有难治性抑郁症可服用单胺氧化酶抑制剂。

（七）其他技术

1. 放松练习 包括呼吸调节、肌肉放松和想象放松等，每当创伤焦虑、恐惧出现的时候通过放松进行对抗。

2. 潜在矫正 在创伤患者真实地面对恐惧和焦虑的情境之前，让其想象正在看着激发焦虑或恐惧的情境，想象能够很好地应对这个情境。

3. 想法停止 首先让患者开始思考恐惧刺激的相关问题，然后治疗师大喊一声"停止"，同时用力拍一下手掌来打断患者的想法；然后让患者自己默念"停止"，或者是其他患者认为有效的打断方式；之后患者在焦虑状态中，练习想法打断，并且用放松的状态替代。

4. 角色扮演 在模拟的情境中，治疗师和患者一起采取行动，成功地应对让患者产生焦虑的情境。

5. 眼动脱敏和再加工 眼动脱敏和再加工（eye movement desensitization and reprocessing，EMDR）由沙皮罗（Shapiro）发明，旨在通过眼动促进创伤事件的信息加工和与创伤相关的负性认知重构。EMDR 已经在创伤应激治疗中使用，这种方法比行为疗法效果更迅速。

综上所述，PTSD 的心理干预技术方法多样，认知暴露、创伤稳定、应激接种、自我对话及眼动脱敏和再加工等治疗方法应用较为普遍，但目前仍缺乏严格控制的研究证实哪些类型的早期干预在创伤后应激障碍的效果最好。较为一致的观点是，应根据创伤的具体表现，在干预过程中应动态地确定治疗目标，综合运用各种方法积极干预 PTSD。

（刘　果　叶　茂　李春梅）

推荐扩展阅读文献

[1] 魏力,冯正直. 中华战创伤学(第 11 卷):战创伤护理与心理[M]. 郑州:郑州大学出版社,2016.

[2] 冯正直.医学心理学[M].北京:人民卫生出版社,2010.

[3] 张理义.应激障碍[M].北京:人民卫生出版社,2009.

[4] FOA E B,KEEANE T M,FRIEDMAN M J,et al.创伤后应激障碍的治疗[M].谭庆荣,张樟进,译.北京:人民军医出版社,2010.

笔记

第十五章 疼痛评估与镇静镇痛

知识点

- 目前临床上对于具有清晰意识和自主表达能力的患者最常用的疼痛评估方法为疼痛程度数字评分法（NRS），对于不能表达但具有躯体运动功能、行为可以观察的患者应用重症监护疼痛观察量表（CPOT）或行为疼痛量表（BPS）。
- 在镇痛治疗过程中，需对患者的镇痛效果进行动态监测与评估，对于能自主表达的患者镇痛目标值为 NRS 评分<4 分；对于不能表达、运动功能良好、行为可以观察的患者镇痛目标值为 BPS 评分<5 分和 CPOT 评分<3 分。
- 目前临床上最准确可靠的镇静评估方法包括主观镇静评估法，如 Richmond 躁动-镇静评分（RASS）、Riker 镇静-躁动评分（SAS），以及客观镇静评估法，如脑电双频指数（BIS）。
- 在实施镇静过程中，需对患者的镇静深度进行连续动态评估，及时调整镇静药物的种类和剂量，以达到镇静目标。
- 浅镇静时，镇静深度的目标值为 RASS −2 ～ 1 分，SAS 3 ～ 4 分；较深镇静时，镇静深度的目标值为 RASS −3 ～ −4 分，SAS 2 分；对于联合应用神经-肌肉阻滞药时，镇静深度的目标值应为 RASS −5 分，SAS 1 分，同时建议使用客观脑功能监测。

　　疼痛是临床上患者常见的一种与组织损伤或潜在组织损伤相关的感觉、情感、认知和社会维度的痛苦体验，对患者生理和心理都产生巨大的影响。1995 年美国疼痛医学会提出将疼痛列为"第五生命体征"，以提高全球医学界对疼痛的重视。疾病、创伤、手术、导管置入与拔除、制动体位、各种诊疗护理操作及心理等多种因素均可导致或影响患者疼痛的主观感受。

　　严重创伤后患者在承受躯体疼痛的同时，还常继发更为严重的焦

笔记

虑、躁动、睡眠障碍等心理应激反应，导致机体发生应激障碍及代谢紊乱，进而出现心动过速、呼吸功能障碍、免疫抑制和分解代谢增加等一系列不良反应。同时，焦虑、躁动等创伤后应激反应，还会增加临床不良事件发生的风险和护理难度。

临床实施合理的镇静镇痛治疗尤为重要。镇静镇痛治疗不但可以消除或减轻患者的疼痛及躯体不适感，降低交感神经系统的过度兴奋；还能辅助和改善患者睡眠，诱导遗忘；避免患者焦虑、躁动，甚至谵妄，提高治疗依从性，保护患者的生命安全，提高生存质量。而及时、有效的动态评估和连续的监测是合理镇痛镇静治疗的基础。

第一节 疼痛评估、治疗及护理

一、疼痛评估

（一）评估原则

疼痛评估应当遵循全面、常规、量化、动态的评估原则，选择合适的评估工具对患者进行及时有效的疼痛评估。

（二）评估内容

疼痛评估时，应全面评估患者的神志、脉搏、血压、呼吸、体温、尿量，疼痛部位、性质、强度、持续时间，加重或缓解因素，用药后反应，以及社会心理因素。

（三）评估方法

疼痛是患者自身的主观感受，故一般以患者自主表达为基础的主观评估方法为金标准。但重症患者受疾病、气管插管、镇痛镇静治疗等因素影响，常不具有清晰的意识和表达能力，临床上也常应用客观疼痛评估法进行评估。

1. 主观疼痛评估法

（1）数字分级评分法（numerical rating scale，NRS）：NRS是一个从0～10分的点状标尺，0代表无疼痛，10代表疼痛难忍。按照疼痛对应的数字将疼痛程度分为：1～3分，轻度疼痛；4～6分，中度疼痛；7～10分，重度疼痛。患者从上面选择一个数字，描述其疼痛程度，适用于可自主描述的患者（图15-1）。

（2）语言分级评分法（verbal rating scale，VRS）：VRS是根据患者对疼痛的主诉，将疼痛程度分为：0级，无疼痛。1级，轻度疼痛，可忍受，能正常生活睡眠。2级，中度疼痛，轻微干扰睡眠，需用镇痛药。

笔记

3级，重度疼痛，干扰睡眠，需用镇痛药。4级，剧烈疼痛，干扰睡眠较重，伴有其他症状。5级，无法忍受，严重干扰睡眠，伴有其他症状或被动体位。

（3）面部表情疼痛评估法（faces pain scale，FPS）：是由面部表情作为评分标准，程度从无疼痛到疼痛难忍。患者可选择图像或数字来反映最接近其疼痛的程度（图15-1），适用于儿童、老人、文化程度较低及部分认知功能障碍的患者。

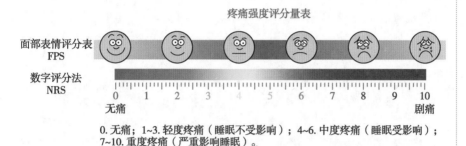

图 15-1　数字分级评分法（NRS）与面部表情疼痛评估法（FPS）

2. 客观疼痛评估法

（1）行为疼痛量表（behavioral pain scale，BPS）：BPS 从面部表情、上肢活动、机械通气依从性/发声，三个疼痛相关行为指标方面进行评估。评估患者的疼痛程度时，每个项目根据患者的反应情况分别赋予 1～4 分，将 3 个项目的得分相加，总分为 3～12 分，总分越高说明患者的疼痛程度越高。BPS 适用于不能表达、具有躯体运动功能、行为可以观察的患者。BPS 分为三个部分，①面部表情：放松，1 分；部分紧绷（如皱眉），2 分；完全紧绷（如闭眼），3 分；扭曲，4 分。②上肢动作：无活动，1 分；部分弯曲，2 分；手指、上肢完全弯曲，3 分；完全回缩，4 分。③通气依从性（插管）：完全能忍受，1 分；呛咳，大部分时间能耐受，2 分；对抗呼吸机，3 分；不能控制通气，4 分。发声（非插管）：无疼痛相关发声，1 分；呻吟≤3 次/min 且每次持续时间≤3 秒，2 分；呻吟>3 次/min 或每次持续时间>3 秒，3 分；咆哮或使用"哦""哎呦"等言语抱怨，或屏住呼吸，4 分。

（2）重症监护疼痛观察量表（critical-care pain observation tool，CPOT）：该量表包括面部表情、肢体运动、肌肉紧张度、对机械通气的依从性/发声四个疼痛行为指标，每项指标 0～2 分，总分 0～8 分。其中 0 分代表无疼痛，8 分代表最疼痛，适用于不能表达、具有躯体运动功能、行为可以观察的患者。CPOT 分为四个部分，①面部表情：没有肌肉紧张，放松，0 分；皱眉，面部肌肉紧张，1 分；除以上表情外，眼睑轻度闭合，2 分。②身体运动：安静平躺 / 侧卧，正常体位，0 分；动作慢而小心，按摩疼痛部位，1 分；拉拽管道，企图坐起或下床，四肢活动剧烈，不听指令，攻击工作人员，2 分。③四肢肌肉紧张度：被动运动时无阻力，0 分；被动运动时有阻力，紧张僵硬，1 分；被动运动时阻力非常大，无法完成肢体伸缩运动，2 分。④人机同步（针对气管插管 / 气管切开者）：呼吸机报警次数少，易耐受，0 分；呼吸机报警可自动停止，虽咳嗽但可耐受，1 分；报警频繁，人机对抗，2 分。发声（针对非气管插管 / 气管切开者）：没有声音或说话音调正常，0 分；叹息或呻吟，1 分；哭泣或喊叫，2 分。

（四）评估时间

1. **常规评估** 住院患者每日常规进行疼痛评估（除外新生儿、昏迷患者），入院时对患者进行第一次疼痛评估，次日起每日至少进行一次疼痛评估，并于每日 14 时记录在体温单上。当患者主诉疼痛时进行疼痛评估。

2. **特殊患者评估**

（1）手术当日对患者进行至少一次疼痛评估。

（2）经口（鼻）气管插管的患者拔除气管插管当日进行至少一次疼痛评估。

3. **再次评估**

（1）若 NRS 评分≥4 分或 BPS>5 分、CPOT>3 分时，应进行疼痛评估，报告医师，遵医嘱予以处理，准确记录。

（2）实施镇痛措施后，如冰敷或热敷 2～4 小时后、制动 2～4 小时后、静脉注射 15～30 分钟后、肌内注射 0.5～1 小时后、口服给药 / 肛门栓剂给药 2 小时后、使用皮肤贴剂 6 小时后，需再次进行疼痛评估并记录。

（3）如未给予处理，2 小时再次进行疼痛评估。

二、疼痛治疗

镇痛治疗包括非药物干预措施和药物治疗。目前常用的镇痛模式包括超前镇痛和多模式联合镇痛等。超前镇痛为在伤害性刺激作用于机体前为防止逐层激活外周神经和中枢神经系统疼痛敏化而采取的措施，以预防或减少疼痛。而多模式镇痛是一种平衡的方式，即应用作用机制不同的镇痛药物或镇痛方式联合镇痛，以达到镇痛作用协同或相加、相关副作用降低的目的，使患者能够使用最低剂量的药物而获得最佳疗效。在药物选择上，多模式镇痛通常以局麻药的应用（局部浸润、外周神经阻滞、椎管内阻滞等）为基础，与复合阿片类药物、非甾体抗炎药等系统性药物联合应用。

（一）非药物干预

1. 去除诱因 加强基础护理，保持患者舒适，集中进行护理及医疗干预，降低噪声，减少夜间声光刺激，保护患者睡眠周期。

2. 心理社会干预 包括心理支持、音乐疗法、节律呼吸、松弛、认知行为疗法等。疼痛与患者自身的情绪密不可分，患者的焦虑、恐惧、睡眠障碍都引起并可加重疼痛的感觉。因此，及时对患者进行心理社会干预，对疼痛的缓解具有非常重要的意义。

3. 物理治疗 主要包括冷疗、热疗、按摩、磁疗、针灸、经皮电刺激、运动疗法等。冷疗即通过低温使细胞代谢减弱，神经兴奋性降低，起到镇静解痉的作业，常用于局部软组织损伤的早期。热疗、按摩、磁疗、针灸、经皮电刺激等主要通过促进局部血液循环、消炎、解痉、软化瘢痕，起到镇痛治疗的作用。运动疗法则可通过恢复正常的肌力、肌张力、关节活动度等方法，改善局部及全身血液及淋巴循环，减少或消除慢性损伤部位致痛物质起到镇痛作用。同时，运动疗法还可产生良好的心理效应，从而提高镇痛效果。

（二）药物治疗

药物是治疗疼痛的基本方法，常用的镇痛药分为强阿片类、弱阿片类、非甾体抗炎药和其他辅助用药，如抗抑郁药、抗癫痫药等。轻度疼痛者可考虑用非甾体抗炎药±辅助药物，中度疼痛者可考虑用弱阿片类药物±非甾体抗炎药或小剂量强阿片类药物±非甾体抗炎药，重度疼痛者可用强阿片类药物±非甾体抗炎药±辅助药物。在用药过程中，应根据患者的病情进行个体化调整，逐渐提高药物等级，定时定量给予镇痛治疗，并注意药物不良反应。具体药物种类如下。

1. 非甾体抗炎药 对乙酰氨基酚、阿司匹林、布洛芬、吲哚美辛等。特点：镇痛安全，副作用小，只有长期大量应用时会诱发消化道出血，且无药物成瘾性。

2. 弱阿片类药物可待因 可待因主要用于治疗无阿片类药物暴露或阿片类药物暴露有效患者的轻至中度疼痛。

3. 阿片类药物 吗啡、芬太尼、瑞芬太尼、舒芬太尼、羟考酮等。吗啡有强镇痛作用，同时有明显镇静作用，有抑制呼吸中枢和兴奋平滑肌作用，有成瘾性。芬太尼的镇痛强度是吗啡的 60～80 倍，作用迅速，维持时间短，不释放组胺，对心血管功能影响小，对抑制呼吸的作用弱于吗啡，有成瘾性。瑞芬太尼起效快，维持时间短，对血流动力学影响小，主要有恶心、呕吐、呼吸抑制、心动过缓、低血压和肌肉强直等不良反应。舒芬太尼的镇痛作用为芬太尼的 5 ～ 10 倍，起效快、蓄积小、对呼吸抑制作用小。

4. 局麻药 包括利多卡因、利多卡因凝胶等。利多卡因凝胶用于烧伤创面局部可缓解创伤疼痛。利多卡因可用于局部麻醉，也可经静脉使用治疗创伤疼痛，并可通过诱导性快感而缓解创伤后焦虑。

5. 辅助用药 阿米替林、氯米帕明等，能缓解疼痛，减轻抑郁，促进睡眠。加巴喷丁、普瑞巴林等，常用于神经损伤所致的撕裂痛、放电样疼痛。

三、疼痛护理

创伤患者，尤其严重多发伤、复合伤患者因其受伤部位、致伤因子、全身情况复杂，会对患者造成更大的机体和心理应激反应。应根据患者具体情况进行全面评估，与医生共同制订个体化的镇痛方案，实施针对创伤患者疼痛的护理管理，维持适度的镇痛状态，减少并发症，促进患者康复。

（一）一般护理

1. 正确疼痛评估 选择合适的疼痛评估工具，对患者静息状态和活动时的疼痛情况进行及时有效的评估。重视患者的主诉，观察患者生命体征变化、面部表情、身体活动、肌肉紧张度、机械通气患者人机协调性等疼痛相关指标。

2. 消除疼痛诱因 在给予药物治疗前尽可能寻找并消除导致疼痛的原因，如了解患者的心理状态，及时疏导不良情绪；保持体位舒适、患肢功能位、支具松紧适宜；管路固定妥善；翻身、咳嗽时帮助保护伤口，诊疗护理操作集中进行，应用眼罩耳塞等减少夜间声光刺激，保护患者睡眠周期。

3. 不同程度疼痛处理 对于轻度疼痛的患者可采取优化环境、物理治疗、心理干预等非药物干预措施，动态观察。对于中重度疼痛，应及时报告医师，遵医嘱予以相应处理。

4. 观察用药后反应 观察患者用药后是否出现头晕、恶心、腹胀、皮肤瘙痒、呼吸抑制、心动过缓、低血压等不良反应。及时报告医师，予以相应处理。

5. 疼痛再评估 实施镇痛治疗后，连续动态评估患者的镇痛效果，

笔记

且治疗前后评估方法应保持一致。

6. **健康宣教** 向患者介绍病情、镇痛治疗的目的及意义、配合方法等，消除患者对镇痛药物成瘾性的顾虑。告知患者翻身、活动注意事项，指导患者早期活动，以及节律呼吸、松弛、自我管理等方法。

7. **心理护理** 医护人员应主动介绍自己，态度谦和，主动询问患者的感受，了解患者需求，及时提供帮助，给予患者充分的尊重、照顾及心理支持，降低患者无助、恐惧感。与家属沟通家庭支持对患者康复的重要性，引导家属鼓励与安慰患者。播放舒缓的音乐，或配备其他娱乐设备，缓解患者紧张焦虑情绪。指导患者节律呼吸、松弛等方法，使患者参与治疗，提高治愈疾病的信心。

（二）专科护理

1. **颅脑创伤** 患者病情多变，需密切观察患者意识变化和瞳孔反射，在明确诊断前应避免使用阿片类镇痛药和镇静药。

2. **颌面创伤** 应注意在排除合并颅脑创伤后方可行局部神经阻滞或使用阿片类镇痛药。

3. **胸部创伤** 应特别注意患者的呼吸频率、节律，血氧饱和度，咳痰能力，保持呼吸道通畅，在建立人工气道前慎用阿片类镇痛药。

4. **腹部创伤** 疼痛是判断脏器损伤部位、程度和病情变化的重要指标，在明确诊断前禁用镇痛药物，以免掩盖病情。

5. **脊柱创伤** 可采用局麻药区域阻滞和口服非阿片类镇痛药。

6. **四肢创伤** 创伤范围小、疼痛较轻者可口服非阿片类镇痛药。疼痛较重者可给予吗啡等强阿片类镇痛药，也可在创伤部位行局麻药区域阻滞。

7. **多发伤、复合伤** 针对不同的损伤部位及致伤因子，进行整体评估，根据镇痛目标进行针对性的观察与护理。

（三）并发症护理

1. **呼吸抑制** 密切观察患者呼吸频率、节律，血氧饱和度变化及咳痰能力，保持呼吸道通畅。发生呼吸抑制时应立即停止使用阿片类药物和其他镇静药，遵医嘱使用纳洛酮拮抗，备好抢救药品及物品，必要时协助医生建立人工气道。

2. **胃肠功能紊乱** 观察患者是否出现恶心、呕吐、腹胀、便秘等不良反应。对于恶心、呕吐患者可遵医嘱予甲氧氯普胺治疗，采取抬高床头或头偏向一侧、胃肠减压等措施预防误吸。对于腹胀、便秘者指导患者早期活动，必要时可遵医嘱使用缓泻剂。

第二节 镇痛评估、治疗及护理

一、镇静评估

（一）评估原则

密切监测与评估患者的镇静深度，及时与医生沟通，动态调整药物剂量，以趋近镇静目标。

（二）评估方法

常用的主观镇静评分包括 Ramsay 镇静评分（Ramsay sedation scale，RSS）、Richmond 躁动–镇静评分（Richmond agitation-sedation scale，RASS）、Riker 镇静–躁动评分（Riker sedation-agitation scale，SAS）及自主活动评分等。用于镇静评估的客观性脑功能监测主要包括听觉诱发电位和基于量化脑电图监测技术的脑电双频指数（bispectral index，BIS）、Narcotrend 指数（narcotrend index，NI）、患者状态指数和状态熵。

1. **主观镇静评分** 目前常用的为 RASS、SAS。RASS 评分从 –5 分（无法叫醒）到 +4 分（攻击性），0 分表示清醒且平静，评分越高表示越躁动，评分越低表示镇静程度越深。SAS 评分从 1 分（无法叫醒）到 7 分（危险躁动），躁动占据 3 个等级，冷静和合作占据 1 个等级，镇静占据 3 个等级，每个等级均有多个标准，尽管增加评估难度，但有助于区分每个等级。

RASS 的内容包括：①有攻击性，有明显攻击性或暴力行为，对医务人员造成直接威胁，4 分；②非常躁动，拔、拽各种管路和插管，或对医务人员有过激行为，3 分；③躁动焦虑，频繁无目的动作或人机对抗，2 分；④不安，焦虑不安、恐惧但无过激行为，1 分；⑤清醒且平静，清醒自然状态，0 分；⑥嗜睡，嗜睡但对呼唤能维持超过 10 秒的伴有睁眼的清醒，–1 分；⑦轻度镇静，对呼唤有短暂（小于 10 秒）的有目光接触的清醒，–2 分；⑧中度镇静，对呼唤有动作，但无目光接触，–3 分；⑨深度镇静，对呼唤无反应但对躯体刺激有一些动作，–4 分；⑩无法唤醒，对呼唤和躯体刺激均无反应，–5 分。评估患者 RASS 分值时，应首先观察患者的动作行为，如果患者不清醒，则进行声音刺激，大声呼唤患者名字，要求患者睁眼并注视评价者。如果患者对声音刺激无反应，则进一步行躯体刺激，摇晃患者肩膀，或按压摩擦胸骨。

笔记

SAS的内容包括：①危险躁动，拉拽气管插管、试图拔除各种导管、翻越窗栏、攻击医护人员、在床上辗转挣扎，7分；②非常躁动，需要保护性束缚并反复言语劝阻，咬气管插管，6分；③躁动，焦虑或身体躁动，经语言劝阻可安静，5分；④安静配合，安静、容易唤醒，服从指令，4分；⑤镇静，嗜睡，言语刺激或轻轻摇动可唤醒并能服从简单指令，但又迅即入睡，3分；⑥非常镇静，对躯体刺激有反应，不能交流及服从指令，有自主运动，2分；⑦不能唤醒，对恶性刺激（如吸痰或用力按压眼眶、胸骨或甲床5秒）无或仅轻微反应，不能交流及服从指令，1分。

2. 客观监测 BIS将脑电图的信息通过标准化和数字化处理转化为0～100的数值，量化反映大脑皮质的功能状态和意识水平。0代表无脑电，40～60代表全身麻醉，60～80代表清醒镇静，100则代表完全清醒。

二、镇静治疗

镇静治疗是在去除疼痛因素的基础上，帮助患者减轻或消除应激反应，克服紧张、焦虑、躁动及睡眠障碍，提高患者对机械通气及各种诊疗护理操作的耐受能力，使患者获得良好的睡眠，提高舒适度，保持患者安全的进一步治疗。实施镇静治疗必须遵守"无监测，勿镇静"的原则。

（一）镇静目标

在镇静治疗前根据患者的病情、基础状态、器官功能等设置镇静深度目标。在充分镇痛的基础上，实施以目标为指导的个体化镇静，并根据不同疾病，或同一疾病病情发展的不同阶段调整镇静目标。

（二）非药物治疗

1. 优化病室环境 保持床单位干净、整洁、舒适，调节适宜的温度和湿度，减少夜间声光刺激，促进睡眠，保护患者睡眠周期。集中进行护理及医疗干预，保持患者体位舒适，去除不必要的导管和身体约束。

2. 心理社会干预 加强与患者的沟通，介绍环境，解释病情、治疗目的、配合方法、治疗效果等，消除患者紧张、焦虑情绪，提高治疗依从性。寻求家属支持，鼓励安慰患者。

（三）药物治疗

目前临床最常用的镇静药物是咪达唑仑、丙泊酚和右美托咪定。当一种药物不能达到或维持镇静目标时，通常会考虑联合用药。联合用药还可产生协同作用，减少单一药物的使用剂量，降低呼吸抑制、低血压等不良反应发生率。

1. **咪达唑仑** 咪达唑仑属于苯二氮䓬类药物，起效快，有催眠、抗焦虑、镇静、顺行性遗忘及抗癫痫作用。副作用为呼吸抑制、低血压、中枢神经系统抑制及戒断症状。

2. **丙泊酚** 丙泊酚是一种短效镇静药物，具有镇静、催眠、抗焦虑、遗忘、抗惊厥、降低颅内压作用，无镇痛作用。起效快、作用时间短、无蓄积、停药后迅速苏醒，谵妄发生概率低。副作用为血压下降、心动过缓、呼吸抑制，儿童镇静时要注意丙泊酚输注综合征，临床上多采用持续缓慢静脉输注。

3. **右美托咪定** 右美托咪定具有减轻交感兴奋风暴、冷静、抗焦虑和轻度的镇痛镇静作用，没有抗惊厥作用。右美托咪定镇静具有模拟自然睡眠、易唤醒、对认知功能影响小，且对呼吸中枢无抑制的特点。副作用为低血压和严重心动过缓。

三、镇静护理

镇静不足可致患者出现疼痛、焦虑、躁动、血压升高、心动过速等症状，增加患者睡眠形态紊乱、非计划性拔管等并发症的发生率。镇静过度可致患者出现低血压、心动过缓、呼吸抑制、呼吸道廓清能力减弱，中枢神经系统抑制等症状。增加患者肺部感染、深静脉血栓等并发症的发生率。加强对镇静患者的监测与护理尤为重要。

（一）一般护理

1. **密切观察生命体征** 观察患者的意识水平、呼吸功能（如呼吸频率、节律，血氧饱和度，动脉血氧分压，二氧化碳分压，机械通气患者的潮气量，气道阻力及患者咳痰能力等）、循环情况（如心率、心电节律、血压、中心静脉压、尿量等）。

2. **评估镇静深度** 对无须深镇静的患者，需根据镇静评估结果及时与医生沟通，随时调整镇静药物和剂量。对于深镇静的患者，实施每日镇静中断，观察停药后反应。

3. **体位与生活护理** 协助患者保持舒适体位，加强生活护理。

（二）用药护理

1. **咪达唑仑** 监测患者呼吸、循环变化，对于镇静时间超过1周者，需按照剂量递减的方式逐渐停药，观察停药后是否出现烦躁不安、失眠、幻觉、抽搐、震颤、呕吐、出汗等戒断症状。

2. **丙泊酚** 静脉注射可出现暂时性呼吸抑制和血压下降，血流动力学不稳者尤为明显。长时间使用丙泊酚的患者，应监测肌酸激酶、乳酸、电解质及血气分析结果。

3. 右美托咪定　静脉注射可出现低血压和严重心动过缓，用药期间应严密监测患者心率、血压变化。

（三）并发症的预防

1. 非计划性拔管　改善环境因素，加强心理护理，减轻疼痛，提高舒适度，促进睡眠。对于焦虑、躁动患者应采取专人看护，加用床挡，使用保护性约束等措施，避免意外事件发生。评估患者镇静深度，及时与医生沟通调整镇静方案。

2. 肺部感染　评估患者呼吸功能及咳痰能力，无禁忌证患者床头抬高 30°，加强翻身叩背或使用排痰仪等物理治疗。加强气道管理，机械通气患者保持有效的气道加温湿化，按需吸痰。

3. 深静脉血栓　给予患者被动活动、康复锻炼，应用加压梯度弹力袜及气压式血液循环驱动泵等物理预防措施。指导清醒患者早期活动。监测患者凝血功能，遵医嘱给予抗凝治疗。

4. 皮肤压力性损伤　及时评估患者皮肤情况，给予翻身、受压部位减压贴保护。妥善安置管路，保持支具松紧适宜，避免医源性因素导致皮肤压力性损伤。

（四）心理护理

加强与清醒患者的沟通，了解患者心理状态，满足患者的需求，寻求家属支持，给予患者鼓励与肯定。

（五）早期识别谵妄

在镇痛镇静过程中，对于 RASS 评分 ≥–2 分的患者常规进行谵妄监测。谵妄是一类由多种因素引起的急性、可逆性、广泛性的认知障碍精神错乱综合征，分为活动过多型（躁动型）、活动过少型（缄默型）、混合型。其临床表现包括出现幻觉、妄想状态、睡眠紊乱，异常的精神活动、情感障碍（如恐惧、焦虑、抑郁、冷漠等）等。谵妄易与疼痛、焦虑三者相互作用，形成恶性循环，是患者预后不佳的危险因素。通过优化环境、改善睡眠及早期活动等措施减少谵妄的发生。目前常用的谵妄评估诊断工具有：ICU 谵妄诊断的意识状态评估法、重症监护谵妄筛查表。

第三节　镇痛镇静实施流程

镇痛镇静治疗的有效实施，需要医护之间良好的配合，实施程序化管理。根据 2018 年中华医学会重症医学分会《中国成人 ICU 镇痛和镇静治疗指南》，镇痛镇静实施流程见图 15-2。

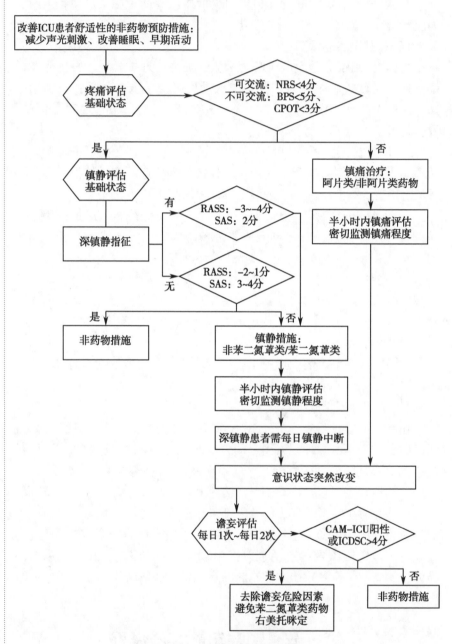

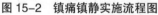

图 15-2 镇痛镇静实施流程图

引自：中华医学会重症医学分会.中国成人 ICU 镇痛和镇静治疗指南［J］.中华危重病急救医学，2018, 30（6）：497-514.

【常见错误】

- 疼痛评估时未充分相信患者的主观感受，而以护士的自我观察为主。
- 没有在应用镇痛镇静药物治疗前充分排除导致疼痛、焦虑、躁动的环境刺激及患者心理因素，直接给予药物治疗。
- 实施 RASS 评估时步骤错误，导致评估结果不准确。
- 对于重症患者专注于治疗和客观监测指标，忽视患者的心理护理。

（赵飞凡　孙丽冰　赵礼婷）

推荐扩展阅读文献

[1] 王书林. 应用舒芬太尼联合丙泊酚为 ICU 机械通气患者进行镇痛镇静的效果观察[J]. 当代医药论丛,2014(13):171-172.

[2] 中华医学会重症医学分会. 中国成人 ICU 镇痛和镇静治疗指南[J]. 中华危重病急救医学,2018,30(6):497-514.

[3] 安友仲. 器官保护:镇痛镇静治疗的主要目的[J]. 中华医学杂志,2018,98(35):2789-2791.

[4] 刘丹,吕杰,安友仲. 机械通气老年危重症患者谵妄及预后的危险因素分析[J]. 中华危重病急救医学,2016,28(11):1003-1008.

[5] 冯传江,姚琴琴,欧丹丹,等. 危重患者谵妄发生的危险因素分析[J]. 临床麻醉学杂志,2016,32(7):672-675.

[6] BARR J,FRASER G L,PUNTILLO K,et al. Clinical practice guidelines for the management of pain,agitation,and delirium in adult patients in the intensive care unit［J］. Crit Care Med,2013,41(1):263-306.

[7] BOYKO Y,JENNUM P,TOFT P. Sleep quality and circadian rhythm disruption in the intensive care unit:a review［J］. Nat Sci Sleep,2017,9:277-284.

[8] BOYKO Y,JENNUM P,NIKOLIC M,et al. Sleep in intensive care unit:The role of environment［J］. J Crit Care,2017,37:99-105.

[9] KANJI S,MACPHEE H,SINGH A,et al. Validation of the Critical Care Pain Observation Tool in critically ill patients with delirium:a prospective cohort study ［J］. Crit Care Med,2016,44(5):943-947.

[10] PISANI M A,FRIESE R S,GEHLBACH B K,et al. Sleep in the intensive care unit［J］. Am J Respir Crit Care Med,2015,191(7):731-738.

[11] VARNDELL W,FRY M,ELLIOTT D. A systematic review of observational pain assessment instruments for use with nonverbal intubated critically ill adult patients in the emergency department:an assessment of their suitability and psychometric properties［J］. J Clin Nurs,2017,26(1/2):7-32.

第十六章　核生化事件概论

- 放射性/核事故现场医学救援的特点包括快速反应、损伤评估、技术要求高、需要多学科团队。
- 放射性/核事故现场救援的医学防护措施包括公众卫生防护、事件人员的自我防护、应急人员防护。
- 生物事件（biological incident）是由重大传染病疫情、生物恐怖袭击及生物战等组成的对人民健康和国家安全造成重大威胁的一类典型的非常规突发事件。
- 生物战剂袭击特点包括具有易行性、致病性和传染病强、种类和途径多样性、具有隐蔽性、危害时间长、生物专一性、心理伤害大、后果严重。
- 危险化学品事故的特点包括突发性、群体性、快速和高致命性、危害极大，治疗困难和矛盾突出，后遗症明显，经济损失巨大。
- 危险化学事故应急救援主要包括三个阶段，即报警阶段、组织指挥阶段、现场救援阶段。
- 危险化学品事故的预防需要政府、企业（或单位）、医疗机构及个人共同参与。

第一节　放射性/核事故

一、放射性/核事故相关定义

　　放射性/核事故（radioactive/nuclear incident）指放射性或核事故或爆炸导致放射性核素暴露而引起的灾害。放射性核素是指原子核不稳定、能自发释放放射线并能衰变成其他原子核的元素。放射性/核事故主要分为放射性事故、核事故、核恐怖事件、放射恐怖事件和核战争。此

笔记

类事件常导致多种致伤因素引起的复合伤，需进行烧伤、骨折、爆炸伤、休克和辐射治疗。核事故是指核设施内部、转运入或出核设施的核材料、放射性产物及废料所引起的放射性、毒害性、爆炸性或其他危害性事故；放射事故则泛指放射源、核技术应用中涉及辐射照射的非故意性事故。

核恐怖事件和放射恐怖事件是指恐怖分子利用人们对于核辐射的恐惧心理，蓄意造成核事故和放射事故的恐怖事件。

核战争是指将核武器应用于战争之中的军事冲突。

二、放射性／核事故的特点

1. **照射的来源和途径多样**　通常情况下，根据照射来源和途径分为两类：外照射和内照射。体外辐射源对人体的照射称为外照射，主要来源于职业照射（从事与放射性有关的工作人员）、医疗照射（如 X 线检查、放射性治疗等）、人工放射性污染环境造成的照射（如核爆炸、核能生产、核技术应用等）。进入体内的放射性核素作为辐射源对人体的照射称为内照射，主要是由于放射性核素经空气吸入、食品或饮水食入，或经皮肤吸收并存留在体内，使人体受到伤害。

2. **影响范围广、涉及人数多、作用时间长、具有遗传效应**　核事故外泄的放射性物质一般会上升到几十米至几百米的高空，形成烟羽团，烟羽团在风力作用下，对一定范围内的空气、地面、水源及人员和各种物体表面造成放射性污染。由于放射性核素具有很长的寿命，外泄的核物质会造成长时间的污染。孕妇受到照射时，胚胎或胎儿也会受到照射，将影响受照者下一代的健康效应。

3. **危害隐蔽、发现困难、技术性强、处置复杂**　核照射对人体的伤害主要是通过射线在人体细胞内的电离作用引起的，这些射线只能用辐射探测仪器发现和测量，放射性伤害后果可能在受照后几小时、几天、几周，甚至几年后才表现出来。放射性物质附在日常物品表面不会改变其外观和形状，不会引起人们的注意。应急救援和善后处理都需要投入较大力量，需动员各方面的人力、物力，甚至全国范围或国际间的合作。

三、放射性／核事故现场医学救援特点

1. **快速反应**　核事故往往突然发生，事故发生时要求能及时、迅速和有效执行医学应急救援任务，包括医疗救护、饮用水和食物的应急监测和控制、稳定性碘片的发放及个人剂量监测等。

2. **损伤的评估** 损伤多为复合伤，除急性外照射和内照射损伤外，常合并其他外伤。当核事故发生时，由于现场忙乱，可造成人员意外摔伤、烧伤或挤压伤等。另外，因公众对核的恐慌，极易引起人群抑郁、焦虑和恐慌等心理疾病。

3. **救援人员的技术要求高** 由于核事故医学应急工作的特点，要求工作人员具有良好的心理素质和掌握应对多种疾病初步急救的技能。

4. **多学科合作的团队精神** 核与辐射灾害现场救援是涉及多个学科的多团队工作，包括场内和场外的医疗救护、医疗咨询、碘片服用指导、辐射防护与应急照射控制及辐射损伤的救治。因此，救治中涉及放射医学、临床医学、预防医学、心理学等学科。另外，还要与参与救援的非医学专业的人员密切合作，如消防、公安、交通等。

四、放射性／核事故现场医疗救援的分级

（一）现场急救（一级医疗救治）

现场医疗救治主要由核设施的医疗卫生机构组织医务人员和安防人员实施，包括现场医护人员、辐射防护人员和剂量人员。

总体原则是准确分检、快速有效、先重后轻、保护救护人员与被救护人员。救治对象分为两类，即放射性损伤人员和非放射性损伤人员。

实施救治的原则是对患者进行分类诊断，并积极治疗危重症患者。①对于非放射性损伤患者，如创伤、烧伤等的救治与常规医疗救护无差别，按通常急救原则进行。②对放射性损伤人员，第一步：救援人员首先对患者进行全身及伤口放射性污染检测。第二步：患者衣物污染，抢救人员立即剪开衣裤，换去污染衣服和床单，再次对伤口进行放射性污染监测。脱下的衣物应放置在可密闭容器中（如塑料袋），每一个容器都贴上标签，写有患者的姓名、地点、样品名称、收集时间和日期，并且醒目标注："放射性，勿扔掉"，以便进一步鉴定放射性核素种类等。第三步：对有创面的患者从创面周围由外向内进行皮肤无菌消毒。第四步：用无菌生理盐水对有伤口者进行冲洗；用血管钳夹除伤口内的污染物，用干纱布沾干术区，作为生物样品留存；进行采样分析，以确定污染水平和放射性核素种类。第五步：在2%利多卡因局部麻醉下进行伤口清创，并按放射性污染手术处理规程，每进一刀，更换一次刀片，然后测量污染程度，避免因手术器具导致的污染扩散。每次去污后进行表面污染检测，达到去污效果后进行消毒、包扎。第六步：对患者耳道、鼻孔、口角用棉签擦拭，并将擦拭物置于试管中，以便进行放射性分析和剂量估算。第七步：对损伤人员进行转送，患者转送前需用无纺布包

笔记

裹，防止患者在交接过程和转送途中发生间接放射性核素污染。交接患者时应将全部临床资料（包括检查检测结果、留采的物品和采集的样品）和身份证明等随患者同时后送。先处理危及生命的损伤，再考虑患者的受照情况，以便对损伤做出合理的估计。对于病情稳定的患者，除关注患者的临床表现外，还应详细了解其受照情况。对体表、伤口及体内有辐射污染者，需及时给予检查、诊断和必要的初期治疗。

（二）就地医治（二级医疗救治）

二级医疗救治主要由核设施所在地区的医疗机构承担，如当地的县或地区医院等。其治疗原则为：①继续救治危重症患者；②进一步确定人员受照的方式和类型，以便分类诊断；③对外照射的人员进一步确定受照剂量，并做出留治或后送的决定；④对于体内污染的患者，初步确定污染核素的种类和剂量，采取相应的医学处理；⑤对于受照严重和处理困难者及时转送至三级医疗机构、对于体表污染者，进行详细测量和彻底除污染。

（三）专科救治（三级医疗救治）

由国家指定的具有放射损伤专科医治能力的综合医院负责实施。其治疗原则为：①对于不同类型、不同程度的放射损伤和复合损伤做出确定性诊断和专科医学救治；②对于有严重放射性污染的患者进行全面检查，以确定污染核素的组成、污染水平，估算受照剂量，并进行全面有效的治疗；③负责组织和派出有经验的专家队伍，协助和指导一、二级医疗单位实施医学救治。

五、放射性／核事故现场救援医学防护措施

1. 公众卫生防护 医学应急组织与相关部门合作，指导公众采取适当预防措施，尽量避免或减少对公众的照射。根据放射性／核事件的影响分为早期、中期、晚期三个阶段，采取针对性的防护措施。早期事件刚刚发生，持续伴随有放射性物质的释放，防护措施有隐蔽或撤退、服用抗辐射药、对体表和呼吸道进行防护、控制进出口通路等，并对突发事件地区及其周围环境进行辐射监测，制订干预水平、行动水平和应急照射水平，凡达到或超过这些水平时，应采取干预或防护行动，以限制人群的受照剂量。中期已有大量的放射性物质沉积于地面及物品表面，有时还继续向大气释放，可采取有控制和有计划的措施将人群由污染区向外搬迁，大规模撤离需综合分析、权衡利弊、慎重决策。对可能或已污染的饮用水和食物进行控制，消除体表放射性污染。晚期主要是恢复正常社会生活，对直接受到影响的地区采取环境去除放射性污染措

笔记

施，以尽可能恢复事件发生前状态，以及心理效应防治等。

2. 处置事件人员的自我防护

（1）防内照射：防吸入、避扬尘、准确戴防毒面具、口罩（准确选择口罩）、防侧漏。

（2）防外照射：防护服（三层）、手套（三层）、防护靴、帽、重型防护服。

（3）控制剂量：①报警直读式个人剂量。②现场剂量检测人员：准确检测、现场汇报、快速计算、提出建议。③指挥官决策：信息畅通、控制个人最高剂量（20mSv）、轮换作业。

（4）预防用药：放射性碘内污染是远期甲状腺癌的主要原因。

（5）加强技术训练，提高工作熟练度，缩短作业时间。

（6）处理废弃、闲置的放射源时，应尽可能利用长柄操作工具，有条件的利用机器人处理；加强饮食供应等。

3. 应急人员防护 首先，全部活动都应在照射尽可能低的原则下进行，其中包括：不在剂量>1mSv/h的地方逗留，小心进入剂量>10mSv/h的地区，以及未经允许不得进入100mSv/h的地区，应至少2～3人为一组集体行动，明确负责人，指挥协调在染毒区域的救援行动，配备通信器材等。其次，应该采取时间、距离和屏蔽手段防护自己，不在污染区吃、喝和吸烟。最后，要注意甲状腺的防护，按规定服用稳定碘，应在预计照射前4小时服用，而照射后8小时服用则无保护作用。

第二节 生 物 事 件

一、生物事件相关定义及概述

生物事件（biological incident）是由重大传染病疫情、生物恐怖袭击及生物战等组成的对人民健康和国家安全造成重大威胁的一类典型的非常规突发事件。

重大传染病疫情是指某种传染病在短时间内发生，波及范围广泛，出现大量的患者和死亡病例。由于其发病率远远超过常年的发病水平，易发生大的传播，造成社会危害严重。

生物恐怖袭击是指蓄意在民众中使用活的病原微生物及其毒素（即生物战剂），用来杀伤人员、牲畜及农作物，以达到民众恐慌、社会动荡或威胁政府的目的的行动。

生物战是指敌对双方利用生物武器来完成军事目的的行动。

生物武器是由生物战剂及其施放装置组成的一种大规模杀伤性特种武器。施放装置包括炸弹、导弹、气溶胶发生器等，用以装载生物战剂，并将其投放到目标区。

生物战剂是指用来杀伤人员、牲畜或毁坏农作物的致病性微生物及其毒素。生物战剂还须符合以下条件：高致病性、易传播蔓延、对外界的抵抗力强、能大量生产、防治困难。

生物战剂可根据不同的标准进行分类：

1. 根据危险性分为

（1）A 类：致病性强，布洒后可导致国家安全隐患的病原体。

（2）B 类：致病性比 A 类病原弱，但具有以下特征：相对容易布洒；发病率中等，致死率不高；需专业实验室检测后诊断。

（3）C 类：该类病原包括新出现的病原，可通过生物工程改造后用于大规模施放。这些病原来源方便，容易生产与布洒，具有潜在的高致病性与致死率，对人类健康影响较大。

2. 按照微生物学分类分为细菌类、病毒性类、立克次体类、衣原体类、真菌类、毒素类。

3. 根据军事效能分类分为致死性战剂与失能性战剂。

4. 根据传染性分类分为传染性战剂与非传染性战剂。

5. 根据潜伏期长短分类分为长期潜伏战剂与短期潜伏战剂。

生物战剂侵入人体的途径有：呼吸道吸入；消化道食入；皮肤、黏膜进入。

生物战剂施放的方法包括：

（1）气溶胶，可使生物战剂分散在空气中，形成可能漂移数里的细雾，吸入后可能致人或动物发病。

（2）通过媒介生物（跳蚤、鼠、苍蝇、蚊等）或动物（包括家畜）等载体传播。或者是投放污染有生物战剂的其他媒介物，如食物、物品等。

（3）利用人体自身感染烈性传染病或病原体，去预定地点散播疾病或与人接触后散播疾病。

二、生物战剂袭击特点

1. **具有易行性** 危险生物战剂的种类繁多，且在适宜的条件下，微小的生物制剂可以在短时间内大量扩增和繁殖。因此，只要稍微有些生物常识的人员，就可以轻而易举地掌握其性质、作用、使用方法及增殖技术，同时还能掌握使用这些生物战剂进行攻击的手段。

笔记

2. **致病性和传染性强** 生物战剂的感染剂量小、潜伏期短、临床症状重或病死率高。生物战剂多数是传染性强的致病微生物，一旦引起发病，容易在人群中相互传播，造成疾病流行。

3. **种类和途径的多样性** 生物战剂的种类繁多，目标有人群、动物、植物等，感染途径及散布生物武器的手段和方式也多种多样，可以适应各种不同情况和恐怖袭击目的。

4. **具有隐蔽性** 作为恐怖袭击手段，生物战剂不需要复杂专业的外包装即可进行相关事件，使用生物战剂也往往没有特殊迹象，而当人们发现受到生物战剂攻击时，源头线索很难查找。人受染后，初期无症状，检验和鉴定需要一定时间和专门器材，也会影响及时发现。

5. **危害时间长** 一般生物战剂气溶胶危害时间可达数小时至数天。有些生物制剂对外界环境有较强的抵抗力，如霍乱弧菌在一定条件的土壤或水中能存活 1 个月；天花病毒干燥后在有阳光处也可存活 1 个月以上。这些战剂的气溶胶粒子沉降在各种表面上，当随尘埃扬起形成再生性气溶胶，可再次造成危害。有些生物制剂传染性强，在一定条件下，能使人与人之间或家畜与人之间互相传染，造成疾病流行，危害范围更广泛。

6. **生物专一性** 生物战剂只能使人、畜或农作物致病或死亡，对没有生命的生活资料、生产资料、建筑物及武器装备等没有破坏作用。

7. **心理伤害大** 生物战剂的最大危害是对人的心理造成巨大打击，甚至造成全社会的精神恐惧，引起社会动荡混乱。

8. **后果严重** 由于生物战剂的感染后特异性症状检测需要一定的时间、医疗设施和医疗人员，救治难度相当大。如果后果非常严重，需要实现封闭式控制，则需要全社会各个方面的协调、配合和努力，甚至需要国际社会的帮助，其工作量远非一般人想象。在现今的技术下，很难做到生物战剂出现即可同步找到原因及预防救治方法。现在，随着现代生物技术的发展，生物战剂的致病性、抗原性，以及抗生素的抗性都可以被改变，使得生物战剂难以侦测，传统的治疗手段难以生效，导致救护相对困难。

三、生物事件医疗救援

生物事件的发生将对人类社会造成严重威胁，可导致大范围和大量的人员伤亡，引致严重的经济混乱，生物事件一旦发生，所在区域的响应速度和协调能力对能否减轻袭击、医疗、心理和经济后果均至关重要。

在发生生物事件后，国家各级应急指挥系统应迅速启动应急预案，调集专业处理力量，利用防护药品和器材，迅速实施现场救护。其中，现场救护主要分为流调侦察、采样与检验、疫区或污染区划定和消除、防护与救治、传染控制五个环节。

1. **流调侦察** 及时判断，快速行动。救援人员应以最快速度到达现场，采取流行病学调查与实验室检测相结合的方法，得到初步结果后综合分析，谨慎提出是新发传染病还是人为蓄意袭击的初步判断，为进一步的救护提供客观、科学的数据支持。马上向上级领导报告，以便得到各部门的参与，以控制事态，遏制危害蔓延，具体指导民众的防护，疏导心理恐慌，维护社会秩序。

2. **采样与检验** 采样检测，调查取证。利用生物技术检查环境中的一切可疑物品及患者排泄物中的微生物和毒素，或者通过检出感染机体的特异性抗体来确认。取样要注意时间性和代表性，检测方法要可靠。

3. **疫区或污染区划定与消除** 彻底消毒，防止疾病扩散。

（1）疫区的划定：发生的疾病为《中华人民共和国传染病防治法》管理的种类时，按照相关法规和技术标准执行。发生烈性传染病和传染性极强的疾病时，疫区划得要大一些，应包括患者的住宅区所在街区、自然村及水源，甚至整个城市或行政区域；发现该疾病不能通过人传人，则不需要隔离，只需将患者所住地区或门户划为疫区（点）；确认毒素袭击时，不需要划定疫区，但应根据情况划定污染区。疫区（点）划定范围要适当，既不能影响社会生产及居民生活，又可以利于疾病控制。

（2）疫区或污染区的消除：生物恐怖袭击后，一般根据袭击方式、释放点地形和环境、媒介种类、风速等情况，进行污染区、洗消区的划定，同时建立明显的警戒标志。洗消区在污染区上风向，设立检疫站和洗消站，待采样和取证完成后，开展病原、媒介杀灭与污染洗消，并对消杀效果进行评价。疫区的封锁，应根据《中华人民共和国传染病防治法》的相关规定，由事发地现场指挥、地方指挥部提出、总指挥部批准实施。其解除，须经过检查和专业评估，由现场指挥提出，总指挥部批准。

4. **防护与救治** 做好防护，积极救治，及时向污染区人员提供适用的个人防护器材或应急防护建议，根据生物剂种类启动特需药品储备，视情况进行免疫防护和药物防护。

一般来说，疑似生物恐怖袭击事件的处置初期，病原学不明确时，应按照多种传播途径最高级别来确定消毒液浓度和个人防护；按病原微生物中抵抗力最强的微生物来确定消毒剂量（可按完全杀灭芽孢的剂量确定）。一旦病原学明确，按相应级别防护。防护用品的准备建议"宁多勿少"，以备污染后及时更换，使用时建议按需、适宜，防止防护过度。患者救治过程中应采取"就地就近、隔离治疗"的原则。对患者或疑似患者进行检伤分类，采取隔离措施，切断传播途径，并根据症状体征实施对症治疗或实验性治疗。在急救转运工作中，急救人员做好标准预防，即认定所有血液、体液、分泌物、排泄物及被这些物质污染的物品都具有传染性，必须采取防护措施。转运已知传染病患者时，应根据传染病疫情、传播途径、被感染的危险程度合理选用防护用品。

5. 传染控制 对污染区内暴露人员、感染患者的密切接触者应进行检疫，期限为生物战剂的最长潜伏期。根据疫病控制需要，及时对检疫人员实施抗生素、抗毒素药物预防，减少发病和进一步传染，控制疫情扩散。及时启动区域暴发监测和随访监测，早期发现可能的潜伏期暴露者。保护好食物、水源，防止食物链受到污染，以免造成进一步感染。

第三节　危险化学品事故

一、危险化学品事故相关定义

化学品中具有易燃、易爆、毒害、腐蚀、放射性等危险特性，在生产、储存、运输、使用和废弃物处置等过程中容易造成人员伤亡、财产毁损、污染环境的均属于危险化学品。

按我国目前已公布的法规、标准［《危险货物分类和品名编号》（GB 6944—2005）、《危险货物品名表》（GB 12268—2012）、《常用危险化学品分类及标志》（GB 13690—2009）]，将危险化学品分为八大类：爆炸品、压缩气体和液化气、易燃液体、易燃固体、氧化剂和有机过氧化物、毒害品、腐蚀品、放射性物品。

危险化学品事故指由于危险化学品造成的人员伤亡、财产损失或环境污染事件。主要有：一是危险化学品发生意外的、人们不希望的变化，包括化学变化、物理变化及对人的身体产生作用的生物化学变化和生物物理变化等；二是危险化学品的变化造成的人员伤亡、财产损失、环境破坏等事故后果。事故最常见的模式是发生泄漏而导致的火灾、爆炸、中毒事故。

二、危险化学品事故的特点

1. **突发性** 危险化学品作业迅速，发生往往无法预测。

2. **群体性** 瞬间可能出现大批化学中毒、爆炸伤、烧伤患者等，需要同时救护，按常规医疗办法无法完成任务。事件具有发展成为公众事件的普遍趋势，激发相关矛盾，影响社会稳定。

3. **快速性和高致命性** 在短时间内可导致多人同时中毒或受伤，一般病死率可高达50%左右。实际杀伤力与化学品种类和当时的气候条件有很大关系，可造成多人死亡、受伤、中毒。

4. **危害极大** 危害程度远远大于其他一般事件，事关国家公共安全、人民健康。对人体危害主要是中毒，包括急性中毒和慢性中毒，如化学性肺炎或肺水肿、头晕、头痛、视物模糊、白血病、中毒性肝病、化学灼伤等。

5. **治疗困难和矛盾突出** 一种危险化学品的危险性可能是多种多样的，如易燃性、氧化性、有毒害性、放射性和腐蚀性等，同时，化学物质爆炸复合伤的致伤因素很多，其损伤复合效应不应理解为各单一致伤因素效应的总和，而是由于热力、冲击力和毒气各种致伤因素的相互协同、互相加重的综合效应，因此伤情复杂、严重。治疗中最大的难题是难以处理好由于不同致伤因素带来的治疗困难和矛盾。

6. **后遗症明显** 突发危险化学品事故的强烈刺激使部分人精神难以适应，据统计，约有3/4的人出现轻重不同的恐怖综合征。有时失去常态，表现有恐惧感，很容易轻信谣言等，突发危险化学品事故给患者造成的精神创伤是明显的，要特别注意公众的心理危害程度并立即采取正确的应对策略。

7. **经济损失巨大** 机械设备、装置、容器等爆炸产生碎片会造成较大范围的危害，冲击波对周围机械设备、建筑物造成破坏及人员伤亡，往往造成严重的生命和财产损失。

三、危险化学品事故的救护

危险化学事故应急救援主要包括三个阶段：报警阶段、组织指挥阶段、现场救援阶段。

（一）应急报警与组织指挥阶段

当事故发生后，事故单位或现场人员，除积极组织自救外，必须及时将事故向有关部门报告。内容包括：事故事件、地点及单位；化学品名称和泄漏量；事故性质（外溢、爆炸、火灾）；危险程度及有无人员

笔记

伤亡；报警人姓名及联系电话等。

各主管单位接到事故报警后，应迅速组织专业应急救援队，在做好专业防护的基础上，快速实施救援，控制事故发展，并将患者救出危险区域和组织群众撤离、疏散，做好危险化学品的清除工作。

应急救援队的每个人都应按应急计划接受培训，使其在事故发生时采取正确的行动。

1. 控制危险源 及时控制造成事故的危险源是应急救援工作的首要任务，只有及时控制住危险源，防止事故的继续扩展，才能及时、有效地进行救援。

2. 抢救受害人员是应急救援的重要任务 在救援时，及时、有序、有效地实施现场急救与安全转送患者是降低伤亡率、减少事故损失的关键。

3. 指导群众防护，组织群众撤离 由于危险化学事故的特点，应及时指导和组织群众采取各种措施进行自身防护，并向上风向迅速撤离到安全区域。在撤离过程中应积极组织群众开展自救和互救工作。

4. 做好现场清消，消除危害后果 对事故外溢的有害物质和可能对人和环境继续造成危害的物质，及时组织人员予以清除。

（二）现场救援阶段

1. 现场救治原则 先救命后治伤，先重伤后轻伤，先抢后救，抢中有救，尽快脱离事故现场，先分类再后送，医护人员以救为主，其他人员以抢为主，以免延误抢救时机。采取"一戴二隔三救出"的急救措施，"一戴"即施救者应首先做好自身应急防护；"二隔"即做好自身防护的施救者应尽快隔绝毒气继续被中毒者吸入；"三救出"即抢救人员在"一戴、二隔"的基础上，争分夺秒地将中毒者移出有毒区，进一步做医疗救护。一般以2名施救人员抢救1名中毒者为宜，可缩短救出时间。

2. 现场应急处置的主要内容 创建一条安全有效的绿色抢救通道，切断（控制）危险化学品事故源。控制污染区，通过检测确定污染区边界，做出明显标志，制止人员和车辆进入，对周围交通实行管制。将中毒人员撤离至安全区进行抢救，送至医院紧急治疗。检测确定有毒有害化学物质的性质及危害程度，掌握毒物扩散情况。组织受染区居民防护或撤离：指导受染区居民进行自我防护，必要时组织群众撤离。

对受染区实施洗消：根据有毒有害化学物质的理化性质和受染情况实施洗消。①人员洗消：受伤后应立即脱去被化学物质浸渍的衣物，用大量清水冲洗创面及其周围的正常皮肤，冲洗用水要多，时间要够长。一般清水（自来水、井水和河水等）均可使用。冲洗持续时间一般要求在 1 小时以上，尤其在碱烧伤时，冲洗时间过短很难奏效。如果同时有火焰烧伤，冲洗还有冷疗的作用。②皮肤染毒：迅速、及时洗消是关键，再加特效抗毒药的快速应用。对化学中毒和烧伤的关键性治疗为特效抗毒药及抗休克药物的应用，原则是早期、足量、尽快达到治疗的有效量，注意防止不良反应。头面部烧伤时，要注意眼、鼻、耳、口腔内的清洗，特别是眼，应首先冲洗，动作要轻柔，如有条件可用等渗盐水冲洗，否则一般清水亦可。如发现眼睑痉挛、流泪、结膜充血、角膜上皮损伤及前房混浊等，应立即用生理盐水或蒸馏水冲洗，持续时间在 0.5 小时以上。③服装装具洗消：统一收缴，集中消毒处理后不再使用，方法有擦拭法、煮沸法、热空气法、洗涤法、自然消毒法。④染毒水的消毒：煮沸法、过氯化 - 混凝 - 过滤法。⑤物品器材的消毒：根据器材的性质、种类及化学毒剂的种类选择相应消毒制剂。⑥已染毒的食物：根据染毒的性质和程度，食物的种类、包装及数量的不同，加以分类，分别采用销毁、通风、日晒、洗涤、切除或除去染毒部分（或染毒层）等措施进行消毒。经消毒后的食物，须经卫生部门检定后，方可食用。⑦地面和道路的消毒：通常采用化学法，消毒液应根据化学毒剂的种类来选择，必要时也可以用铲除、掩盖、焚烧等方法。

寻找并处理各处的动物尸体，防止腐烂危害环境。做好通信、物资、气象、交通、防护保障。抢救小组所有人员都应根据毒情穿戴相应的防护器材，并严守防护纪律。基本原则是：预有准备，快速反应；立体救护，建立体系；统一指挥，密切协同；集中力量，保障重点；科学救治，技术救援。

3. 现场急救注意事项 染毒区人员撤离现场的注意事项包括：①做好防护再撤离。染毒区人员撤离前应自行或相互帮助戴好防毒面罩或用湿毛巾捂住口鼻，同时穿好防毒衣或用雨衣把暴露的皮肤保护起来免受损害。②迅速判明上风方向。撤离现场的人员应迅速判明风向，利用旗帜、树枝、手帕来辨明风向。③防止继发伤害。染毒区人员应尽可能利用交通工具撤离现场。④应在安全区域实施急救。

现场急救时正确地对患者，进行冲洗、包扎、复位、固定、搬运及其他相应处理可以大大降低伤残率。通过一般及特殊的救护达到安抚患者情绪、减轻患者痛苦的目的。

做好自身防护，实行分工合作，做到任务到人，职责明确，团结协作。现场急救处理程序要有预案。处理污染物要注意对患者污染衣物的处理，防止发生继发性损害。危险化学品事故现场急救是一项复杂的工

笔记

作，医务人员除了要掌握一定的医疗急救技术外，还需要懂得危险化学品的理化特性和毒性特点，懂得防护知识。

（张 敏 罗 劲）

 推荐扩展阅读文献

[1] 麻晓林,张连阳.灾难医学[M].北京:人民卫生出版社,2010.

[2] 邹飞,万成松.核化生恐怖医学应对处置[M].北京:人民卫生出版社,2010.

[3] 王一镗,刘中民.灾难医学理论与实践[M].北京:人民卫生出版社,2010.

[4] 席淑华,卢根娣,桂莉.野战急救护理学[M].上海:上海科学技术出版社,2012.

[5] 侯世科,韩慧娟.灾难医学:护理篇[M].北京:人民卫生出版社,2017.

[6] 徐书显,赵进沛,李秀芹.生物恐怖袭击与医学应对要点[J].公共卫生与预防医学,2007,18(4):139-140.

[7] 中国中西医学会灾害医学专业委员会.灾害事故现场急救[M]. 3版.北京:化学工业出版社,2021.

[8] 曾红,谢苗荣.灾难医学救援知识与技术[M].北京:人民卫生出版社,2017.

[9] 中华预防医学会医院感染控制分会,中国老年医学学会感染管理质量控制分会,中国卫生监督协会消毒与感染控制专业委员会,等.航空医学救援感染防控专家共识[J].中国急救复苏与灾害医学杂志,2021,16(8):837-844.

笔记